¡NO MÁS DOLOR!

¡No Más Dolor!

Historias reales de quien aprendió a aliviar el dolor

FABÍOLA PEIXOTO MINSON

Dedico este libro a mis tres hijos, Lucas, Diana y Alice, que con la pureza de la infancia y sus encantos, alegran todos los días de mi vida.

Dedico y agradezco también a mi esposo Sergio, por acompañarme siempre y apoyarme en mis sueños.

A los pacientes que al mantenerlos en tratamiento, ellos también me enseñan sobre el arte de vivir y superar las dificultades.

T odos los diez capítulos iniciales de esta obra cuentan sobre casos clínicos reales, atendidos en diferentes servicios públicos y privados para el dolor en el Brasil.

El último capítulo escrito exclusivamente para la versión en español del libro, cuenta la historia de un paciente latino, boliviano, en su peregrinación por varios países para aliviar sus dolores.

Fueron obtenidos por medio de entrevistas a los pacientes con la periodista Rachel Costa y, posteriormente, sometidos a la aprobación de cada uno de los entrevistados. Por asuntos de preservación de la identidad, los nombres aquí presentados son ficticios, excepto el de Marília y Paulo Egydio, que optaron por mantener sus nombres reales para darle una mejor dimensión a la historia contada.

El capitulo 11 fue realizado mediante entrevista del paciente, por Luis Eduardo Bustos, que además de ser el traductor de toda esta obra desde su versión en portugués al español, también fue un gran idealizador de la cristalización de este sueño, la publicación de la obra en toda América Latina.

La versión en español también cuenta con 2 testimonios emocionantes de dolor, uno de **Sebastián Sero** y otro de **Wllington Ortiz**.

Contendido

¡No más dolor!

Prefacio

De alguien que ya sufrió con el dolor

La doctora Fabiola es una de las mayores especialistas y estudiosas del dolor que conozco y sé cuanto su trabajo ha ayudado a mejorar la calidad de vida de las personas que padecen ese mal.

La medicina y sus avances son una de las pruebas más cabales de que el hombre se supera cada día y de que no hay barrera cuando se tiene empeño y fuerza de voluntad para buscar descubrimientos. Científicos, estudiosos, médicos dedicados, equipos y, principalmente, una nueva mirada de la medicina hacia los pacientes, han llevado a cambios radicales y generado resultados merecedores de aplausos en relación con la longevidad de los seres humanos, que es cada vez mayor.

Yo, en particular, he tenido mi vida puesta en manos de excelentes médicos que me ayudaron a superar un cáncer, que cuando fue descubierto, se anunció con un 70% de probabilidad de no ser curado. En ese proceso, viví períodos de mucho dolor y, gracias a todos los predicados arriba expuestos, logré superar la fase complicada y estar aquí hoy para contar esta historia.

Soy una persona privilegiada y pude contar con profesionales, tratamientos y medicamentos de la mejor calidad. El dolor, sin embargo, es igual para todos. Sé que los recursos de los cuales dispongo me ayudaron a superar ese dolor, pero creo que la medicina se a expandido cada vez más, ofreciendo alivio a quien sufre con el problema y está comprobado que un paciente sin dolor responde mejor a los tratamientos.

El dolor, sea este grande o pequeño, duradero o corto, siempre genera incomodidad. En mi caso, raramente las personas con quienes convivo me escuchan quejarme de tener dolor. Soy fuerte y se que reclamar no va a servir de nada, entonces logro convivir sola con la molestia sin divulgarla, pero también sé que esto no es lo más correcto.

Veo muchas personas, que padecen este mal, transformando su dolor en mal humor, aislamiento, tristeza y en la eterna sensación de que ese malestar nunca va a tener fin. Cuando esto sucede, las perspectivas y los sueños parecen escaparse entre los dedos y muchos amigos se apartan por sentirse con las manos atadas y sin capacidad de ayudar.

Es este escenario el que parece avanzar hacia un cambio, con los nuevos tratamientos para el dolor, ganando fuerza y espacio junto con los hospitales privados, en su mayoría, pero también en los públicos.

Resalto que el dolor debe ser visto como El verdaderamente es: una enfermedad que merece ser tratada con competencia.

Coloco todos mis pensamientos positivos para que los avances de la ciencia sean accesibles para el pueblo. Que los tratamientos específicos para el dolor acojan a los que padecen de esa agonía y les proporcionen una mejor calidad de vida.

Ana María Braga

Presentadora de TV

Prefacio II

Crónica de un dolor crónico

Porque hace siete años, durante más de tres meses, sentí un inmenso dolor, me atrevo a hablar de él:

Comenzó por mi pierna izquierda, apareció de la nada, repentino, agudo y devastador. Luego se extendió a todo el cuerpo, impidiéndome caminar.

A pesar de la atención médica oportuna y variados medicamentos, entre ellos algunos opiáceos, para poder aliviarme, aun cuando fuera por poco tiempo, ese terrible dolor no desaparecía. Me postró en cama y hasta pensé que no volvería a caminar.

Fueron tres meses sin poder dar un solo paso. La tortura era permanente. Acomodarme dentro del estrecho espacio de mi cama, me hacía gritar de dolor. Pero, inclusive sabiendo la gravedad de esto, lo único que me importaba era que se fuera el dolor. Visité, antes de mi inmovilidad a diferentes especialistas, que no lograban dar con el diagnóstico de mi inesperada y desesperante situación.

Finalmente, conseguí llegar al experto espe-cialista que, después de decenas de estudios, logró diagnosticar correctamente. Padezco de una enfermedad autoinmune: Polimiositis, con la cual llevo ya conviviendo por espacio de varios años, en absoluta "armonía".

Un medicamento que me provee mi servicio de medicina, me mantiene libre de dolor.

Hoy estoy libre de él, pero en aquellos momentos, como lo pienso y lo he manifestado siempre, es mejor morir que vivir bajo su yugo.

El dolor es degradante, deprimente, degene-rativo, bien sea crónico o agudo. Es algo por lo que ningún ser debería pasar. Acaba con la persona y su familia. No se justifica una vida así.

Creo que cualquier enfermedad es más llevadera mientras no exista dolor.

Esperemos que la ciencia avance en este sentido, que sea una prioridad y que algún día podamos tener un mundo libre de dolor y que quienes sufren del mismo, sean tomados en cuenta con su drama y nunca se pierda la esperanza de encontrar el alivio. Siempre hay una manera.

Ojalá todos los países del mundo pusieran su aporte, para que, de una u otra forma, hacer que este terrible e indignante flagelo, que azota a la humanidad, sea, por lo menos, atenuado.

Gracias a la doctora Fabiola Peixoto por, a través de su libro, su labor con los pacientes que sufren de dolor y sus maravillosos programas desarrollados allá en Brasil, hacernos visibles y tocar esta dolorosa tragedia que destruye vidas, pero que no a todos preocupa, hasta no experimentarlo.

¡Tomemos consciencia!

Alba Lucía Chamucero de Bustos

Ex paciente, víctima de dolor crónico

Prefacio III

De un profesional de la salud

El dolor es el tema del momento y, ciertamente, no por un simple modismo. Además de ser el motivo más frecuente para que las personas busquen los servicios de atención en salud, el dolor se puede convertir en si mismo, en una condición patológica de difícil comprensión y tratamiento.

Afortunadamente, el volumen de informaciones científicas sobre el problema aumentó considera-blemente en los últimos 40 años y ya tenemos datos suficientes para comprender y aliviar el dolor en nuestros pacientes. Por lo tanto, la pregunta es la siguiente: porque, a pesar de estos avances, nuestros estudios epidemiológicos sobre dolor aún indican alta prevalencia de esta queja, además de la frecuente insatisfacción de los pacientes con los tratamientos recibidos?

Una posible razón es la demora para que la información científica sea asimilada y aplicada en la clínica. Otra es que muchos profesionales de la salud y aún los pacientes consideran como algo "normal" sentir dolor. Es por esto que es tan fundamental la divulgación de la problemática del dolor, tanto para los profesionales de la salud, como para la población en general.

La concientización sobre este asunto, inclusive para los gestores de la salud, se hace más viable entre mayor sea el número de personas que tengan acceso a ella.

Los libros de divulgación son fundamentales para resumir el conocimiento producido y agregar la experiencia de los autores, en especial de aquellos reconocidos por su trabajo en el área del dolor.

Cuando son escritos por autores brasileños, además del acceso directo al pensamiento que los originó, también cuentan con la ventaja de incluir el contexto biopsicosocial en el que estamos inmersos.

Por esto, en nombre de la Sociedad Brasileña para el Estudio del Dolor, felicito a la doctora Fabiola Peixoto Minson, a los colaboradores de esta obra y a la editora, Livros de Safra, por el esfuerzo de presentar, con un lenguaje claro y objetivo, el complejo tema del dolor.

Sus capítulos abordan diversos temas rele-vantes para una amplia comprensión del asunto en cuestión. Los pacientes, el público en general y los propios profesionales del área de la salud que aún no están familiarizados con la dimensión del problema, ciertamente se van a beneficiar con la lectura de este libro.

José Tadeu Tesseroli De Siqueira

Ex Presidente de la Sociedad Brasileña para el Estudio del Dolor (SBED)

Prefacio IV

El dolor crónico en el Brasil y en América Latina es muy prevalente y está asociado dentro de un contexto de pobreza, desigualdad, bajo desarrollo institucional y cobertura social, lo que determina que la evaluación correcta y precoz, el diagnóstico y el acceso al tratamiento adecuado, incluyendo la participación de equipos multidisciplinarios, se vean comprometidos.

Aún, en nuestra región hay una laguna educativa considerable en el área de dolor, donde algunos países no poseen cursos formales de especialización específica en esta área y muchas universidades no han incluido todavía disciplinas obligatorias sobre dolor en los currículos principales de los cursos de salud.

Ante este escenario, las iniciativas educativas se convierten en algo supremamente importante y deben ser estimuladas para que aumentemos los conocimientos sobre el dolor. En este libro, tenemos la oportunidad de difundir conceptos fundamentales, discutiendo y enseñando innumerables aspectos que involucran todo el proceso doloroso, tipos de dolor y su manejo, de una manera práctica, usando ejemplos de casos de pacientes, facilitando las cosas para que la teoría sea uma aliada de la práctica.

Espero que aprecien mucho la lectura y que esta realmente contribuya en su jornada.

João Batista Santos Garcia

Especialista en Dolor y Cuidados Paliativos

Profesor Doctor de la Universidad Federal de Maranhão, São Luís-Brasil

Responsable del Servicio de Dolor y Cuidados Paliativos del Hospital de Cáncer de Maranhão.

Ex-Presidente de la FEDELAT

(Federación Latinoamericana de Asociaciones para el Estudio del Dolor)

Presentación

En los últimos años, los costos originados por la presencia del dolor crónico han crecido signifi-cativamente. Solamente en los Estados Unidos, en 1998, El Instituto Nacional de Salud (NIH) estimaba los gastos para el problema, en 100 billones de dólares por año. Un poco más de una década después, en 2011, el valor pagado por los contribuyentes por causa del dolor crónico no tratado, ya había llegado a más de 323 billones. En esta cuenta están incluidas las incapacidades y los casos de invalidez causados por el problema, las perdidas salariales, la reducción de la productividad, las hospitalizaciones de emergencia y las cirugías inapropiadas o inefectivas realizadas a los pacientes.

El impacto puede ser explicado por la dimensión de la problemática.

Para tener una idea, entre los 50 y 55 años de edad, el 90% de la población sufrirá algún tipo de dolor proveniente de la degeneración de los discos de la columna. Los gastos, si fuera apenas una lumbalgia, son de us$579.527 por "quality-adjusted life year" (QALYs).

Aún así, el trabajo del control del dolor infor-tunadamente ha sido tradicionalmente entendido como algo episódico o que solo debe ser usado en pacientes en fase terminal ("Cuando todo lo que podía haber sido hecho falló, remití al paciente para el centro de control del dolor"). La mayoría de estos pacientes terminará en la sala de cirugía del 10% al 40% de esas operaciones fallarán y entre el 1% y el 10% de las personas se sentirán aún peor después de los procedimientos quirúrgicos.

Afortunadamente, en otras enfermedades crónicas, como el asma o la diabetes, el camino ha sido otro y el control de las enfermedades adquirió un mayor énfasis en los últimos años. En estos casos, el foco del tratamiento deja de ser reactivo y pasa a ser proactivo.

Algunos ejemplos de estos cambios son los programas de educación al paciente, el establecimiento de directrices clínicas y el abordaje multidisciplinario. La evaluación y el diagnóstico precoz, cuando se suman a las directrices para el control del dolor, en especial en los procedimientos para los cuales hay evidencia científica de su éxito, pueden mejorar en mucho la calidad de vida y la efectividad de la inversión financiera realizada.

En el Brasil, el tratamiento del dolor a mejorado y se ha convertido en algo más sofisticado en los últimos años tanto en lo que tiene que ver con las técnicas como con los entrenamientos profesionales. En todo el mundo, la medicina del dolor ha dejado de ser entendida como la presencia de un pequeño equipo de médicos activados periódicamente para aplicarles inyecciones a los pacientes, para ser ya comprendida como un equipo dedicado y entrenado, de tiempo completo de profesionales especializados en el tratamiento multi e interdisciplinario del dolor.

Esto ha llevado al surgimiento de nuevas técnicas y medicamentos. Los bloqueos anesté-sicos, ahora mucho más específicos y precisos, cumplen tanto la función diagnóstica como la terapéutica y se tornaron fundamentales para medir la eficacia de una cirugía o aún para evitarla. Por ejemplo, en una apendicetomía (procedimiento quirúrgico para retirar el apéndice) puede realizarse una operación técnicamente perfecta para retirar el órgano, pero que no tendrá ningún resultado de alivio del dolor originado, en este caso por la vesícula biliar. Por esto, los procedimientos diagnósticos han asumido una función crucial en la determinación de los resultados.

Entre tanto, el mejoramiento en las técnicas aún no se ha trasladado a mejores tratamientos y realizados más precozmente, fundamentalmente porque, tanto los médicos responsables por la atención primaria, como los pacientes, no tienen conocimiento sobre esa amplia gama de posibilidades para combatir el dolor. Esto hace que, muchas veces, el paciente nunca llegue a recibir una recomendación para buscar un tratamiento específico para el dolor o lo reciba tardíamente. Solamente cuando los pacientes tengan acceso fácil y rápido a esas terapias específicas para el dolor, será cuando tengamos mejorías en los resultados.

Por eso son muy importantes las iniciativas como estas encabezadas por la doctora Fabiola Peixoto Minson, con la contribución de otros especialistas, ancladas en el testimonio de los pacientes que sufrieron con este problema y que encontraron alivio por medio de técnicas de control del dolor. Un libro con este objetivo es fundamental para informar a todos sobre la amplitud y el alcance de los tratamientos disponibles hoy en el Brasil y en el mundo.

Andrea Trescot

Expresidente, directora emérita y parte de la Junta Directiva de la Sociedad Americana de Médicos Intervencionistas en Dolor.

Introducción

D ice el poeta: "El dolor es inevitable. El sufrimiento es opcional". Sabias palabras que bien se aplican a quien conoce de cerca la indeseada compañía del dolor crónico.

Niños, adultos mayores, hombres, mujeres, desde la niña estudiante hasta el señor político –como lo mostraremos en este libro–, no existe quien esté a salvo de este mal. Un mal no solamente incomodo, sino muchas veces, invisible.

Invisible porque quien lo padece, no lo ve. A diferencia de otras dolencias, que dejan marcas explícitas en el cuerpo, el dolor muchas veces sucede de manera silenciosa. No hay heridas externas, ningún enrojecimiento. Nada. Adaptando un poco el dicho popular, ojos que no ven, corazón que no siente.

Invisible porque quien no lo siente, muchas veces no lo entiende. La ausencia de marcas puede convertir el dolor en algo incomprensible para aquellos que están cerca. Es común que amigos, familiares y colegas muchas veces lo juzguen como exagerado cuando escuchan que el dolor es la razón del desanimo, el cansancio y aún hasta para el mal humor. "Te vas a dejar abatir por un dolorcito?", es lo que se acostumbra a decir.

Invisible porque poco hablamos sobre lo que es el dolor crónico y como este puede ser tratado. Esto sucede aún entre los profesionales de la salud, lo que lo hace aún más difícil para que los pacientes encuentren su camino para el tratamiento. Vivimos en una sociedad que muchas veces exalta el dolor como señal de superación, ignorando que, muchas veces, lo incómodo puede ser mucho más que una reacción natural de nuestro organismo.

No podemos vivir sin dolor, eso es verdad. Si no lo sintiéramos, destruiríamos nuestro cuerpo sin percibirlo. El dolor es una alerta importante que avisa que algo está funcionando mal. Si nos colocamos sobre una superficie caliente sentimos dolor. Este nos avisa que la temperatura está muy alta para nuestros tejidos. Si nos fracturamos un brazo o una pierna, sentimos dolor. Es una señal para que nos detengamos bajo el riesgo de agravar la lesión. Una apendicitis duele mucho. Dando un mensaje directo de que es necesario tomar acción antes de que una infección generalizada nos quite la vida.

No hay duda de que el dolor es necesario, así como también es cierto que este debe suceder dentro de algunos límites de intensidad y de tiempo. Cuando se pierde el control sobre ese delicado sistema se regulan las sensaciones dolorosas, el dolor se vuelve crónico, persistente y es necesario intervenirlo. Así como es necesario intervenir cuando una enfermedad que podría llevar al dolor, como un cáncer, se instala en nuestro cuerpo.

Por eso escribimos este libro: para que el dolor deje de ser un problema invisible. En cada capítulo, contamos la historia de un paciente, que nos ayuda a darle la cara y la dimensión a las diversas maneras de dolor crónico. Fueron diez invitados, cada uno con una historia diferente, pero con algo en común: la persistencia y la superación en la lucha contra el dolor. Son ellos quienes nos hablan sobre el impacto del dolor en sus rutinas, muchas veces en su búsqueda angustiosa de un diagnóstico y la satisfacción de descubrir que existe tratamiento.

Son historias diferentes, pero que muchas veces se cruzan.

La incomprensión es un ingrediente presente en todas ellas. Cuando no viene de los parientes y amigos, viene del propio médico o del equipo de salud, que muchas veces no le creen al paciente, intentando convencerlo de que "es cosa de tu cabeza" o de que el "está exagerando".

El calvario para encontrar el alivio es otro elemento común, que enfatiza la necesidad de un debate más amplio sobre el tema entre los propios profesionales de la salud. Es común entre los pacientes de dolor crónico un historial de visitas a médicos de diferentes especialidades, con una cantidad de diagnósticos incorrectos y de tratamientos ineficaces.

En este libro, cada una de esas historias viene acompañada de informaciones sobre lo que se esconde exactamente detrás del relato de cada paciente: cual es su diagnóstico, cuales son los síntomas, cuales exámenes son usados para identificar la enfermedad y cual es el tratamiento utilizado. En las siguientes páginas hablaremos sobre dolor pélvico, fibromialgia, dolor en el cáncer, cefalea, dolor neuropático, dolor pediátrico, dolor en el adulto mayor, dolor miofacial, lumbalgias, dolor en la articulación sacroilíaca y síndrome de dolor complejo regional.

Existen aún muchas otras formas de dolor crónico no tratadas en este libro. Esperamos entonces, que este sea el primero de muchos pasos para darle mayor visibilidad al problema. Para que cada vez más, más personas descubran que, aunque en algunos casos de dolor crónico no exista cura, por lo menos el sufrimiento asociado al dolor, pueda ser controlado.

¡Buena Lectura!

Cefaléas

1 | Dolor en la oscuridad

Las cortinas meticulosamente cerradas y las luces apagadas, sirvieron por casi 30 meses de escondite para la empresaria Victoria, de 40 años. Allí, en la oscuridad del cuarto, ella huía del brillo del sol y de los ruidos de la calle. En la soledad gris del refugio improvisado, evitaba hasta las más prosaicas dis-tracciones: nada de libros, televisión o radio. Su única compañía era el dolor, que venía en oleadas sobre la región del cráneo y no la abandonaba en ningún momento.

Pasaba los días sentada en una poltrona contando los minutos para verse libre de aquella sensación insoportable. No sentía ganas de comer ni de salir con su marido Hélio, ni ver a sus amigas. Si intentaba salir de la clausura, al menor esfuerzo o incomodidad, se multiplicaba y se esparcía por su cuerpo sin darle otra alternativa diferente a regresar a su cautiverio voluntario.

Sin saber como lidiar con el dolor persistente, ella improvisaba con lo que creía que la podría ayudar. Tomaba Dipirona (principio activo de medicamentos populares como la Neosaldina® y la Novalgina®) pues siempre oyó hablar de que eran buenos para el dolor de cabeza. El efecto, sin embargo, era prácticamente nulo: "Nada de lo que yo tomaba me aliviaba el dolor. Poco a poco me fui convirtiendo en rehén de esa situación y esto me fue superando", se desahogaba. Ella, que era conocida por ser alegre y bromista, poco a poco se fue transformando en una persona abatida y sin ánimo. Ni las clases de baile, su hobby desde la infancia, lograban hacerla salir del cuarto. Aún sin saber identificar el motivo por el cual todo esto estaba sucediendo, recordaba bien de cuando esa pesadilla había comenzado. Era Julio de 2008, cuando una crisis de cefalea llegó y nunca más pasó. "Siempre tuve jaqueca cuando me ponía nerviosa o cuando comía algo que me hacía daño, pero era siempre momentánea. Nunca me preocupó porque en mi casa mi papá, mi mamá y mi abuela también sufrían del mismo problema. Solo que repentinamente tuve esa crisis sin causa aparente y esta se quedó", recuerda.

Veinte días de sufrimiento pasaron hasta que Victoria buscó un médico. Como lo que le dolía era la cabeza, decidió ir inicialmente a un neurólogo, por recomendación de un amigo del área de la salud. El análisis del especialista, no obstante, no ayudó. Después de algunos exámenes, el concluyó que no había ninguna alteración en su sistema nervioso que justificara la intensidad de los dolores que ella relataba. El diagnóstico sin conclusiones del neurólogo, dejó la puerta abierta para la imaginación. Si el problema no estaba en el sistema nervioso, tal vez no estaría en el cuello? Con esa idea en mente, Victoria resolvió intentar con un ortopedista, que tampoco encontró nada. Si el cuello estaba bien, los dolores no podrían ser apenas el reflejo de una sinusitis mal tratada? Y, con esa hipótesis, la empresaria fue corriendo tras un otorrinolaringólogo. Infortunadamente, para su tristeza una vez más el especialista no fue capaz de encontrar algo que pudiera explicar los dolores de cabeza. Casi entrando en el desespero, sin saber en donde más buscar la raíz del problema, ella recordó que tomaba hormonas desde una cirugía, en 1998, para la extracción de sus ovarios después de un cáncer. "No es que yo hubiera hecho alguna alteración de la dosis hormonal. Las hormonas seguían siendo las mismas y en la misma cantidad hace muchos años, pero ante la falta total de respuestas, fui a investigar con mi ginecólogo si ese no podría ser el origen del problema". Escuchó una negativa más.

Sin saber exactamente lo que tenía, pero desesperada por los dolores, inició un tratamiento combinando analgésicos y acupuntura. Su organismo, sin embargo, no respondía a los estímulos y, lentamente, el dolor iba dominando su vida. Primero dejó de conducir, después paró de trabajar, enseguida, se encerró en su casa. En pocos meses ya no hacía nada más, ni la actividad más prosaica, como leer un libro o ver una película. Pasaba los días encerrada en su cuarto, con las puertas y ventanas cerradas, contando las horas para que aquello terminara. Cuando completó seis meses en esa situación, resolvió buscar otro neurólogo. "Ni imaginaba, en esa época, que existía un profesional encargado solo de casos de dolor", recuerda.

El nuevo médico inició un tratamiento pesado, a base de cortisona, una hormona producida naturalmente por el organismo y que tiene función antinflamatoria e inmunosupresora, pero que puede producir una serie de efectos colaterales, uno de ellos, hacer que la persona engorde. Dicho y hecho. Con la bomba de cortisona circulando por los vasos sanguíneos, Victoria comenzó a tener un aumento descontrolado de su peso. Ella que pesaba 47 kilos, engordó 20 en pocos meses. El sobrepeso resultó disminuyendo su autoestima y llegó entonces la depresión, que se sumó a los dolores. Viendo a su paciente perder la fuerza, el médico se decidió por procedimientos aún más agresivos. Victoria pasaba los días internada, recibiendo antidepresivos y anticonvulsivantes. Cuando dejaba el hospital y regresaba a casa, el desánimo, continuaba igual. "No lograba hacer nada. No podía ni acostarme a dormir. Pasaba el día entero en una poltrona, con el cuarto todo cerrado", relata. Sin ver una señal de mejoría ensu paciente, el médico le insinuó entonces a Victoria que ella era la que estaba creando toda esta situación. No era posible que una paciente no respondiera a los medicamentos, dudaba el especialista.

Sin diagnóstico, sin tratamiento, deprimida e incrédula, Victoria fue remitida al psiquiatra. Era Mayo de 2009. "Yo estaba en un estadio en el que comenzaba a perder las esperanzas. Yo, que ya había pasado por una cirugía complicada y por una quimioterapia para tratar un cáncer, no sabía de donde sacar más fuerzas para enfrentar el dolor", cuenta. Sin pronósticos de mejoría, viendo a amigos y familiares alejarse y sin lograr convencer al propio médico de la existencia de su dolor, Victoria comenzó a sentirse rehén de aquella situación. Intentaba inspirarse en su propia experiencia con el cáncer, pero se daba cuenta que esas situaciones eran incomparables. "En el cáncer tu tienes un diagnóstico, la gente sabe lo que es y creen en su problema. En el dolor no. Por este no ser reconocido como enfermedad, la gente no entiende bien lo que le está sucediendo y termina discriminándote por creer que todo aquello es solamente una debilidad o mala voluntad de encarar la vida y salir del fondo del pozo".

Para Victoria, esa falta de comprensión, tanto de la gente del común como de los médicos, fue la razón por la cual su período de dolor se prolongó por tantos meses. Fue por casualidad que ella logró encontrar un tratamiento adecuado para lo que sentía.

Irónicamente, fue en el servicio de psiquiatría que Victoria logró vislumbrar un camino para escapar de la enfermedad. El médico que la atendió, al escuchar sus quejas, no dudó de la veracidad del testimonio y resolvió recomendarla a un equipo especializado en dolor crónico para hacerle el tratamiento de bloqueo de algunos nervios. En este procedimiento, se inyectan sustancias en las regiones originarias de los impulsos dolorosos, haciendo cesar la transmisión de la sensación de dolor de la periferia del cuerpo hacia el cerebro. A pesar de ser la primera vez que oía hablar del tratamiento, Victoria no se animó mucho. Tenía miedo de que, así como en los anteriores intentos, el método solo empeorara su salud. "Imagínate todo lo que las otras personas hacían para mejorar, conmigo no funcionaba. Por ejemplo, todo el mundo hacía fisioterapia y mejoraba, yo la hacía y ni siquiera lograba mover el brazo después. Era difícil creer que ahora funcionaría". Aún sin muchas esperanzas, la empresaria acató la sugerencia del equipo especializado en dolor y decidió intentar con los bloqueos.

Cuando se despertó del procedimiento, un domingo, fue sorprendida por una grata novedad: no sentía más los dolores.

Era la primera vez en más de un año, que abría los ojos en la mañana y no sentía la presión de la cefalea atacando su cabeza. "Fue un día muy bueno", recuerda. La claridad no le incomodaba, tampoco los ruidos. Se sentía normal otra vez. La felicidad, sin embargo, duró apenas 24 horas. Cuando se levantó al día siguiente, a duras penas podía mover los parpados. El dolor había regresado, aun más fuerte. "Tuve una crisis de rebote. Lloraba y gemía, por el gran dolor que sentía", recuerda Victoria.

Aún con el empeoramiento, lo más importante ya estaba hecho: por lo menos, ya se sabía de donde partía el dolor que provocaba el sufrimiento de Victoria. La incomodidad era generada en los nervios occipitales, localizados en la parte posterior de la cabeza. Fueron esos nervios el punto central del bloqueo diagnóstico. Localizando de donde partía el problema, se realizó una nueva aplicación, esta vez con miras al tratamiento. No era todavía el regreso a la normalidad, pero con los dolores reducidos a la mitad, otros tratamientos hasta entonces ineficaces, como la fisioterapia, comenzaban a surtir efecto, otorgándole a Victoria condiciones de reunir fuerzas para retomar el control sobre su vida. No fue fácil. Durante cerca de un año, la empresaria tomó diariamente, un batallón de medicamentos. "Eran 15 tabletas diarias", cuenta. Solo a mediados de 2010 es que las dosis comenzaron a ser reducidas hasta que en febrero de 2011, recibió la buena noticia: podía suspender las píldoras diarias.

Eso no significa que ella nunca más halla necesitado de los medicamentos. Donde ella va, siempre está acompañada por una pastillera de analgésicos. Ahora, sin embargo, rara vez toma uno de esos comprimidos y, cuando lo hace, es de una manera bastante diferente a la cual se había acostumbrado en el pasado. "Si yo siento que voy a tener una cefalea, tomo el remedio preventivamente. No espero más a que el dolor comience para solamente después tomar la medicación, como lo hacía antes", revela.

Aún sabiendo que no existe cura para su cefalea, lo más importante para Victoria, fue descubrir que lo que siente tiene nombre y puede ser controlado. "El tratamiento me enseñó que tengo a mi disposición algunas herramientas para aliviar esa incomodidad. Hoy yo sé que lo que yo tengo es una dolencia crónica, pero existen profesionales, medicamentos y tratamientos para ayudarme". El descubrimiento le devolvió a la empresaria su acostumbrada alegría. Tan pronto como se vio libre del yugo del dolor, decidió arriesgarse nuevamente a hacer algunos pasitos de baile y volver a la actividad en el restaurante que tiene junto con el marido, dejando en el pasado los recuerdos del sombrío refugio del cuarto oscuro. En palabras de la propia Victoria, un reinicio para quien pasó tanto tiempo alejado de su propia vida: "Antes yo ya no era una mujer ni era una patrona, tampoco era una hija. Yo era dolor. Ahora, estoy volviendo a ser yo misma", celebra.

Entienda el caso de Victoria | ¿El dolor de cabeza es enfermedad?

En la historia de Victoria, vimos un problema común: el "dolor de cabeza", que ganaba con notaciones sombrías. Casi todo el mundo ya pasó por, por lo menos, un episodio en el que sintió picadas o una especie de presión sobre la región del cráneo. Entre tanto, la mayoría de las veces, esta incomodidad pasa sola después de algunos minutos u horas, después de algún reposo o de tomar algún medicamento leve. Para algunas personas sin embargo ese sufrimiento se extiende, pudiendo durar días, semanas o inclusive hasta meses. Cuando esto sucede, los dolores pasan a tener un profundo impacto negativo sobre la vida del paciente, exigiendo que se busque un tratamiento específico para controlar la cefalea.

Cefalea no es otra cosa que el termino técnico equivalente al popular "dolor de cabeza" –expresión comúnmente utilizada para definir los dolores sentidos en la región del cráneo- y que engloba dolores de intensidades y tipos bien diferentes.

Para tener una idea, la Sociedad Internacional de Cefalea, tiene catalogadas más de 150 modalidades de dolores de cabeza y se calcula que el 90% de la población mundial tiene al menos una experiencia negativa con dolores de cabeza a lo largo de la vida. En el Brasil, según datos de la Sociedad Brasileña de Cefalea, muestran que cerca del 70% de las mujeres y el 50% de los hombres presentan por lo menos un episodio de cefalea cada 30 días. Esa es la principal enfermedad neurológica registrada en el mundo, pero es importante recordar que no toda cefalea requiere atención médica. La mayor parte de ellas tendrá recuperación naturalmente, solamente guardando reposo.

Para la medicina, los dolores de cabeza se dividen en dos grandes grupos: las cefaleas primarias y las secundarias. En el primer grupo, ejemplificado por la cefalea tensional, por la cefalea aguda y por la migraña (o jaqueca) el dolor sentido tiene origen propio. En el segundo grupo, la incomodidad es el reflejo de algún problema en el sistema nervioso o en alguna otra parte del cuerpo. Por ejemplo, el dolor de cabeza causado por la presencia de un tumor, por un problema vascular o por una infección.

En este capítulo examinaremos el primer grupo, el de las cefaleas primarias.

Como ya fue dicho, no todas las cefaleas exigen una consulta médica. Sin embargo, es necesario estar atento al agravamiento de los dolores y a su frecuencia. En el país (Brasil) un estudio de la Sociedad Brasileña de Cefalea mostró un promedio local superior al global para los casos de cefalea crónica, caracterizada por dolores de cabeza en la mitad, o más, días del mes. De acuerdo con la encuesta, la prevalencia de cefalea crónica es del 6,9%, lo que significa que más de 13 millones de brasileños presentan dolores de cabeza por lo menos durante 15 días al mes. En los datos internacionales, se calcula en 4% el grupo de personas con cuadro crónico. Las cefaleas tensionales y la jaqueca representan prácticamente la misma proporción de los cuadros crónicos. Independientemente del tipo, son esos pacientes los más perjudicados debido a la exposición prolongada al dolor.

Niños y adolescentes

El dolor de cabeza no es solamente cosa de adultos. Los niños y adolecentes también pueden presentar quejas constantes relacionadas con el problema. Se le debe dar especial atención a las niñas en edad menstrual, pues en ese período los relatos de jaqueca se hacen más frecuentes, en gran parte debido a la influencia de las hormonas. Ya los casos de cefalea tensional crónica son raros en la infancia y en la adolescencia.

Aunque no haya muchas investigaciones cientí-ficas sobre la incidencia de dolores de cabeza en el público menor, lo que se observa es que el problema obedece al mismo mecanismo visto en los adultos. El tratamiento, sin embargo, es diferente, con un mayor énfasis en la parte preventiva no famacológica. Por eso, en los casos en los que las quejas son constantes, no se debe ignorar el problema del niño. Préstele atención a su hijo o llévelo al médico.

Cómo diagnosticar las cefaleas

Los diferentes tipos de cefalea se manifiestan de formas también diferentes y exigen tratamientos adecuados a sus particularidades (como lo veremos más adelante). Como no existen exá-menes o marcadores que ayuden en el proceso de diagnóstico, la anamnesis es aún el objetivo principal del profesional de la salud para descubrir lo que el paciente padece. La descripción de los dolores (lo que el paciente siente durante las crisis, la región afectada y la presencia de síntomas anteriores) y su frecuencia, son fundamentales para ayudar al médico a identificar cual es el tipo de cefalea en cuestión. Las más comunes son la cefalea tensional y la jaqueca. Es por medio del relato del paciente que el especialista tendrá las pistas para descubrir cual es el problema.

Diagnóstico de la cefalea tensional

En el pasado, este tipo de dolor de cabeza era llamado cefalea de contracción muscular o cefalea de estrés. Es la forma más común de dolor de cabeza, caracterizada por crisis de intensidad leve o moderada y generalmente descrita como una presión constante sobre la región del cráneo, como un dolor en banda o en casco. Son causados por el tensionamiento muscular en la región del cuello, los hombros o la cabeza. La molestia no empeora con la actividad física rutinaria (como caminar o subir escaleras) y suele distribuirse por todo el cráneo, en sus dos hemisferios. En cuanto a la duración, puede extenderse de horas a días. Afecta por igual a hombres y mujeres y se observa que su ocurrencia se reduce con la edad.

Para identificar el momento en que la cefalea tensional se convierte en un problema en la vida del paciente, la Clasificación Internacional de las Cefaleas propone la siguiente división: episódica poco frecuente (para eventos inferiores a 12 días al año); episódica frecuente (para eventos entre 12 y 180 días al año) y crónica (cuando el paciente sufre del problema más de 180 días al año). Se recomienda buscar un médico en los casos de cefalea tensional frecuente o crónica. Un síntoma común en estos casos y que puede ser observado por el médico al palpar la musculatura pericraneal del paciente, es el aumento de la sensibilidad dolorosa en esa región.

Diagnóstico de la migraña o jaqueca

La jaqueca es una dolencia neurovascular caracterizada por crisis repetidas de dolor de cabeza, que afecta al 15,2% de la población brasileña. Su frecuencia es bastante variable: mientras que algunos pacientes presentan pocas crisis durante toda su vida, otros relatan diversos episodios cada mes. Diferentemente de la cefalea tensional, en la jaqueca el dolor generalmente se siente apenas sobre uno de los lados de la cabeza. Una crisis típica se reconoce por el dolor pulsátil, con intensidad moderada o fuerte, y que se agrava con la realización de actividad física. Además del dolor, suelen presentarse por lo menos uno de los siguientes síntomas: nauseas, vómitos o incomodidad con la exposición a la luz, a olores fuertes o sonidos altos. La duración de las crisis varía entre cuatro y 72 horas.

Un conjunto de síntomas neurológicos conocido como "aura" puede observarse en cerca del 30% de los pacientes. El "aura" sucede un poco antes de la cefalea y puede durar entre cinco y 60 minutos. Durante ese tiempo, la persona relata ver destellos de luz, fallas en el campo visual o imágenes brillantes en zigzag. Otros síntomas neurológicos menos frecuentes, pero que también pueden presentarse, son el hormigueo, la sensación de frio o calor, las dificultades en el habla o alteraciones motoras.

La predominancia de la jaqueca es mayor entre el género femenino y el ciclo menstrual puede influir en el surgimiento de las crisis en cerca del 60% de las pacientes. Otros gatillos que pueden desencadenar la jaqueca son alteraciones en el sueño, estrés, alcohol (aunque en pequeñas cantidades), chocolate, café y otros alimentos con altas dosis de cafeína, comidas que contengan detonantes del glutamato o endulzadas con aspartame, baja ingestión de agua y el uso de ciertos tipos de medicamentos.

Otro factor que debe ser tenido en cuenta en los casos de jaqueca es el componente genético. En la historia, Victoria menciona que en su familia había otros casos de jaqueca crónica –el padre, la madre y la abuela-. Lo que ha sido observado por medio de estudios entre gemelos y entre familiares es que la genética tiene considerable influencia en el surgimiento de la dolencia, en especial en los casos de jaqueca con "aura". Otro dato importante es que la jaqueca puede coexistir con otros problemas de salud como la depresión u otros dolores crónicos.

Antes de cerrar el diagnóstico para migraña, es importante la realización de exámenes de neuroimagen que descarten otros orígenes posibles para los dolores de cabeza.

La cefalea aguda

Más rara y muchas veces confundida con la jaqueca, este tipo de dolor se caracteriza por crisis muy fuertes, de corta duración (de segundos a horas) y solamente en uno de los lados del cráneo. Síntomas típicos ocurren concomitantemente, como un ojo irritado, lagrimeo, congestión nasal y transpiración anormal. Generalmente viene en serie (oleadas) que duran semanas o meses, separadas por períodos de mejoría que van de meses a años. Se desconoce aún la razón, pero su prevalencia es de tres a cua-

tro veces mayor en hombres, lo que, a diferencia de las jaquecas, es predominante en mujeres. En las crisis más fuertes, el paciente generalmente no logra permanecer acostado, lo que lo lleva a permanecer caminando de un lado para otro –uno de los síntomas característicos de este tipo de cefalea-. Se cree que el origen de este dolor está en el hipotálamo, estructura cerebral donde se encuentran localizados algunos mecanismos muy importantes para la regulación del cuerpo humano, incluyendo el control de la temperatura, la regulación hormonal y el sueño.

Cómo tratar la cefalea

Un problema común en los pacientes que sufren de crisis de dolor de cabeza, en especial los afectados por jaquecas, es el agravamiento del cuadro debido al uso excesivo de medicamentos sin orientación médica. Así como Victoria, muchos pacientes resuelven cuidar del problema por su propia cuenta, recurriendo principalmente a los analgésicos comunes (como el Ibuprofeno y otros antinflamatorios, el paracetamol, la dipirona y el acido acetilsalicílico) o combinados (aquellos en los que tiene agregada cafeína, relajantes musculares y otras substancias a los analgésicos simples). Como el secreto para combatir las cefaleas esta principalmente en evitarlas, estos medicamentos, tomados solo cuando la crisis ya se inició, tienen poca eficacia, lo que genera un ciclo de sufrimiento en la vida del paciente: el toma el remedio para aliviar el dolor, obtiene alguna mejoría, pero de inmediato la molestia regresa. Entonces se toma más del mismo medicamento, pero como en la primera vez, ese leve alivio es seguido por el regreso de la incomodidad. La repetición de este ciclo acaba por aumentar los dolores de cabeza, que puede continuar desde cefaleas episódicas hasta cefaleas crónicas.

Cuando los dolores de cabeza se tornan frecuentes, estos reciben el nombre de cefaleas crónicas diarias. En estos casos, la molestia aparece por lo menos durante 15 días al mes, repitiéndose durante tres meses como mínimo. Son estas situaciones en las que la persona tiene dolor de cabeza, día de por medio, o inclusive diariamente. Por eso es importante buscar un profesional capaz de definir las mejores tácticas para el tratamiento, teniendo como base el tipo de cefalea descrito por el paciente. En líneas generales, el secreto está en actuar de modo preventivo, es decir, identificando los factores desencadenantes y actuando sobre ellos, de modo que se logre evitar que el dolor se instaure. La prevención puede ser medicamentosa o farmacológica. Además de las tácticas para la prevención del dolor, se indica el uso de algunos medicamentos específicos durante las crisis, que aunque raras, pueden aparecer cuando el paciente está en tratamiento. Veamos en seguida algunas orientaciones generales para tratar la jaqueca y las cefaleas tensionales.

Tratamiento de la cefalea tensional

El tratamiento preventivo puede ser realizado por medio del uso de antidepresivos tricíclicos (como la amitriptilina o nortriptilina). Además de la opción medicamentosa, se han observado resultados óptimos con opciones no farmacológicas, como las actividades físicas, técnicas de reeducación postural, ultrasonido, estimulación eléctrica ner-viosa transcutanea (TENS) y el biofeedback electromiográfico. Este método es un tipo de fisioterapia en la que se utiliza un aparato para mostrar, en la pantalla del computador, las señales visuales y auditivas originadas por los músculos y captados por electrodos instalados sobre la piel. El objetivo es hacer que el paciente "aprenda" a modificar su contracción muscular. Como la cefalea tensional tiene origen justamente en el funcionamiento inadecuado de los músculos, el biofeedback puede ser usado con éxito entre esos pacientes. En caso de que haya alguna crisis de dolor, los analgésicos simples y los antinflamatorios no esteroides que están indicados para reducir la molestia.

Tratamiento de la migraña o jaqueca

En el caso de las crisis leves, o sea, aquellas que no interfieren en las actividades del día a día, son eficaces medidas sencillas, como el reposo. Ya en las crisis moderadas o graves, se hace necesario el uso de medicamentos bajo orientación médica. La buena noticia para quien sufre la dolencia, es que los fármacos de la clase de los triptanos son más eficaces y tienen menos efectos colaterales, siendo indicados para el uso durante las crisis por jaqueca. Estos medicamentos actúan sobre los vasos sanguíneos craneanos, reduciendo su espesor, además de eso, pueden inhibir la liberación de sustancias involucradas en los medicamentos contra el dolor.

Así como en la cefalea tensional, el tratamiento preventivo también es fundamental en las jaquecas. Este puede ser realizado por medio de medicamentos (generalmente anticonvulsivantes, antidepresivos, betabloqueadores o bloquea-dores del canal de calcio) y de opciones no farmacológicas. Un método que ha mostrados buenos resultados son las inyecciones de toxina botulínica. Además de esas opciones, educar al paciente aún es el camino fundamental para evitar jaquecas. Es necesario descubrir los factores desencadenantes de las crisis, así como imponer la regularidad de las actividades rutinarias, con especial atención a la regularidad del sueño y la alimentación. Los ejercicios aeróbicos realizados con periodicidad también tienen un impacto positivo en la prevención de la jaqueca, así como el biofeedback, la acupuntura, las técnicas de relajación y la terapia cognitivo-comportamental.

Es necesario tener cuidado con los medicamentos

Mucha gente sufre de dolores de cabeza regulares y decide tomar analgésicos por cuenta propia, aumentando la dosis para sobreponerse a la molestia y, cuando ya no siente ningún efecto del medicamento, lo va cambiando por otros. La elección del nuevo fármaco generalmente se guía por recomendaciones de amigos y parientes o por indicación de quien atiende la farmacia.

Cuando estas personas consultan al especialista, el dolor ya es diario y la lista de analgésicos sin efecto es grande. Buscar un tratamiento por cuenta propia es una decisión común y motivada por varias razones. Muchas veces el paciente tiene dificultad para encontrar un especialista para orientarlo, o cree que lo que siente es apenas un dolorcito menos importante, o inclusive, desconoce que exista tratamiento para la jaqueca. Además de eso, se tiene la creencia en el poder de la automedicación, que ignora que el uso excesivo de analgésicos es hoy la principal causa de jaquecas crónicas.

Los analgésicos son medicamentos nece-sarios y excelentes para el tratamiento de las crisis de dolor agudo. El problema es la forma indiscriminada como son usados, sin la orientación médica y sin diagnóstico adecuado. Con el uso continuo, el organismo se va acostumbrando al medicamento y perdiendo poco a poco, sus propios mecanismos para la regulación del dolor. Como resultado, cuando no se toma el medicamento, el dolor llega más fuerte y se necesita usar más analgésico, creándose un ciclo vicioso y peligroso. Por eso, muchos pacientes deben ser "desintoxicados" al llegar al consultorio, es decir, es necesario suspender todos los medicamentos para que el tratamiento que va a prevenir el dolor crónico funcione.

El dolor de cabeza crónico se trata con medicamentos preventivos, no con paliativos.

Consejos

• En la cefalea, en especial en las jaquecas, es valida la máxima: es mejor prevenir que curar. Mucho se puede hacer para que el dolor no se instale.

• El uso de analgésicos sencillos sin prescripción médica, además de no ser eficaces contra el problema, puede acabar empeorando el cuadro clínico del paciente, generando dolor de cabeza por abuso de medicación.

• Si tú sufres de ese problema, crea un diario del dolor, relatando en él los días y horarios de las crisis, además de apuntar los detélles relacionados a la alimentación, bebidas, estrés y movimientos que sirven de gatillo para la cefalea.

- La técnica de biofeedback a mostrado buena eficacia para eltratamiento tanto de la cefalea tensional como la de la jaqueca.}

Dolor Miofacial

2 | Dolor que engaña

Hija del escritor modernista Oswald de Andrade, Marília, 66 años, heredó de su padre la facilidad con las palabras, que utiliza para ir apuntando con agilidad sus 66 años de vida.

Niña nacida en São Paulo, vio morir a su padre en la infancia, a sus ocho años. Tiempo insuficiente para descubrir la importancia de su progenitor para las letras, pero más que lo suficiente para sentir profundamente la ausencia de la figura paterna. El período que sucedió a la muerte de Oswald fueron tiempos difíciles para la familia. Al dolor de la pérdida se sumaron serios problemas financieros, causados por las deudas y por la escases de recursos. Aún con ese antecedente, la pequeña Marília creció siendo una niña saludable, que soñaba con ser bailarina y estudiar filosofía en la Sorbona, como los existencialistas Jean Paul Sartre y Simone de Beauvoir. Los años fueron pasando y los planes de Marília cambiando: No llegó a estudiar en Paris, ni pudo dedicarse al ballet. Continuaba con clases de danza, pero sentía la presión por tener una profesión más formal. Era la década de 1960 y los tabúes contra la carrera de bailarina aún eran fuertes. Decidió entonces dar una vistazo a los proyectos de estudiar psicología. El ballet, la carrera, el postgrado, la agenda social de su marido (en la que ella siempre tenía que encajar), las hijas... apenas había llegado a los 30 años y ya era madre de tres niñas y doctora en Psicología Social de la Universidad de Columbia, en los Estados Unidos. Las 24 horas del día parecían poco para encargarse de todo.

Cuando regresó de los Estados Unidos hacia el Brasil, justamente después de la post-graduación, Marília pasó por una de esas vueltas que da la vida y la psicóloga Marília volvió a ser la bailarina Marília. La entonces profesora de la Universidad Estadual de Campinas (Unicamp), fue llamada para crear el departamento de artes corporales y el curso de danzas. Era 1984. Marília parecía vivir su mejor fase. Fue cuando, en medio del sueño, vino la pesadilla. Inmediatamente después de asumir el cargo de jefe del departamento, aparecieron los dolores de cabeza fuertísimos. Ella, que nunca había tenido ese tipo de problema, se sintió extrañada. "Hubo desde el inicio mucho desconocimiento y tensiones internas entre alumnos y profesores, que no comprendían bien los objetivos del departamento, pues la propuesta y el currículo eran supremamente innovadores para la época. Fue en una de esas reuniones con el equipo que yo sentí el malestar por primera vez. A la salida, le comenté a un alumno y el dijo que también tenía dolores de cabeza y que acostumbraba a tomar Neosaldina® para aliviarlo", recuerda. El muchacho recordó que tenía una tableta en el bolsillo y se lo ofreció a Marília. Novata en aquel asunto, ella resolvió aceptar la recomendación de alguien más "entendido" y se tomó el remedio. En algunos minutos, el dolor realmente había pasado. Al día siguiente, sin embargo, la molestia regresó. "Comencé a tener dolores de cabeza de tres a cuatro veces por semana. Al comienzo, la Neosaldina® surtía efecto, pero en ese lapso los dolores fueron empeorando y en aquella época, yo no sabía de la necesidad de buscar un médico por esa causa", cuenta.

Solamente entró en un consultorio para buscar la ayuda de un especialista años después, en 1991, cuando sintió un dolor muy intenso durante una clase de yoga. Para esa época, Marília estaba en Londres estudiando. Muy incomoda con el aumento del dolor, ella decidió ir a un centro de salud. El médico que la recibió escuchó con atención sus quejas. Cuando terminó, la miró comprensivo, pero con un diagnóstico nada alentador:

"Yo entiendo perfectamente de lo que tu me estás hablando", dijo el médico. "Yo también siento esos dolores... y no hay solución. La única cosa por hacer es tomar analgésicos más potentes." y recomendó una lista de "analgésicos más potentes", que ella compró rápidamente y comenzó a tomar. Con ellos, se sentía menos la molestia, pero seguía sufriendo periódicamente con ese malestar. "El dolor de cabeza, en aquella época, no era considerado enfermedad. Oía mucho que decían que era disculpa mía, para no hacer las cosas y que yo estaba queriendo llamar la atención", cuenta. La represión terminó callándola.

Hasta que un día, en 1993, cuando estaba en California, una nueva crisis, ahora más duradera, hizo que Marília se preocupara nuevamente. "Cuando llegué, ya estaba con dolor de cabeza. Me acosté para ver si mejoraba, pero no me pasaba. Yo daba vueltas de tanto dolor", recuerda. Desesperada, Marília descubrió que existía un "Headache Center" (centro especializado en el tratamiento del dolor de cabeza) cerca del lugar en donde estaba hospedada y agendó una consulta. El día y hora marcados, repitió toda su historia, comentó como había comenzado todo, del agravamiento con el tiempo, de los medicamentos y salió de allí con un diagnóstico: Sufría de jaqueca. Debería ir a un neurólogo.

Marília decidió esperar su regreso al Brasil para buscar un médico y darle continuidad a las recomendaciones del especialista americano. Terminó no yendo solamente a uno, sino a 25 médicos en los 15 años siguientes. En la lista de Marília constan neurólogos, especialistas en medicina china, acupunturistas, ortopedistas y psiquiatras, de los cuales escuchó las más variadas recomendaciones.

Primero vinieron las restricciones alimenticias, bien conocidas en las personas que sufren de jaqueca. dejó el vino, el café y el chocolate en su alimentación, pero el único efecto que sintió fue el aborrecimiento por no comer lo que le producía placer.

El punto más alto de la situación vino en 1998, cuando el neurólogo que la acompañaba solicitó una resonancia magnética y descubrió un tumor en su cerebro, en la región de las meninges (tejido que reviste la superficie exterior cerebral). "El dijo que, por las características, era un meningioma y que era benigno. Pero te puedes imaginar lo que significa recibir la noticia de que existe un tumor en tu cerebro?". De los 25 médicos enumerados por Marília, siete fueron consultados en el período posterior al diagnóstico. "Quería tener certeza de lo que tenía y de cual sería el mejor procedimiento a seguir", cuenta. El vaivén entre consultorios terminó haciéndola cambiar de neurólogo. Con el nuevo médico, decidieron, primero, hacer el seguimiento del tumor a través de exámenes con imágenes y, solo en caso de crecimiento, hacer la cirugía para extirparlo.

El seguimiento fue hecho sin detectar ninguna alteración en el tamaño del tumor hasta 2001. "En ese año, mis dolores de cabeza fueron empeorando y me llegaba a desmayar debido a ellos", recuerda. Fue cuando resolvió buscar nuevamente al médico y pedirle revisar los exámenes. Al comienzo el especialista se reusó, diciendo que estaba todo bien y que el tumor no había aumentado. Con la insistencia de Marília, sin embargo, el revisó cuidadosamente todas las imágenes y constató que, aunque los informes indicaran que no había diferencia significativa en el tamaño, realmente el área ocupada por las células tumorales había crecido y estaba presionando un área del cerebro extremadamente inervada, la tienda del cerebelo.

No había más opción. La solución sería ir a sala de cirugía. Por algunos meses, Marília se preparó para la operación, que incluía varios riesgos, entre ellos el del comprometimiento de alguna estructura cerebral que podría dejarla sin los movimientos o el habla. El delicado procedimiento, en el cual un pequeño pedazo de su cráneo fue retirado para darle paso a los instrumentos quirúrgicos, tomó nueve horas. El mayor alivio sentido por Marília fue, al despertarse, darse cuenta de que lograba hablar y mover los dedos de las manos y de los pies. El tumor había sido retirado, nada se había comprometido, la operación podía ya ser considerada como un éxito. Si no fuera por el hecho de que, dos meses después, los dolores de cabeza regresaron, esta vez peores. "Comencé a tener dolores atroces en la nuca, cerca del lugar donde había sido hecha la cirugía. Parecía un calambre constante que, en poco tiempo, se fue esparciendo hacia la espalda y descendiendo hasta la parte baja de la columna."

Marília nuevamente comenzó su búsqueda de médicos que pudieran ayudarla con su nuevo problema. Un renombrado neurólogo le llegó a recomendar pasar sus días acostada. "El me preguntó: 'en que posición te sientes bien?'. Yo le respondí: 'Acostada'. A lo que el me respondió: 'Entonces quédese en esa posición'", cuenta. Conoció los tratamientos para el dolor a punta de antidepresivos, pero con ninguno de ellos logró sentir alivio. El resultado, como en tantos otros casos, fue el aumento de peso. Fueron muchos kilos y nada de alivio para los dolores. "Debido al peso, me deprimí aún más. Ya hacía 20 años que vivía con dolor y nada era capaz de darme alivio", recuerda.

El juego dio la vuelta por una casualidad en 2009. Cuando descubrió una clínica para el tratamiento del dolor en São Paulo. "Allá descubrimos que mis dolores de cabeza venían de problemas en la mandíbula", recuerda Marília. Aunque sintiera un malestar en la región del cráneo, los gatillos estaban en otra parte del rostro, en una degeneración de las articulaciones mandibulares causadas por una artrosis. Lo que ella tenía no era jaqueca, como se creyó por años, pero si un dolor Miofacial. Con el diagnóstico, inició un tratamiento a base de codeína, un opioide utilizado en el combate contra el dolor. En poco tiempo, comenzó a sentir los efectos y logró controlar los "dolores de cabeza". "En estos más de 20 años viviendo con el dolor, muchas veces tuve la sensación de que era todo culpa mía, que yo estaba inventando, que era un problema psicológico y no físico", cuenta. Ver las razones físicas y vislumbrar un tratamiento, fueron factores capaces de devolverle las fuerzas a Marília. Tan pronto se sintió mejor, resolvió aceptar una invitación para hacer la coreografía en un grupo de danza, lo que no hacía desde 2005. El primer espectáculo después del retorno, "Sarará", se estrenó en Pernambuco, en 2012. La inspiración vino de su padre y de su Manifiesto Antropofágico. Más específicamente, de una parte del texto, que bien podría ser un recado del propio Oswald para la hija durante todos los años en los que ella protagonizó una dura batalla contra el dolor. "La alegría es la prueba de los nueve", fue la frase inspiradora para Marília, que ella usó no solamente en la pieza musical, sino como guía para seguir buscando el bienestar para su vida.

Entienda el dolor de Marília | ¿Qué es el Dolor Miofacial?

El titulo de este capítulo no es algo aleatorio. De igual manera que Marília, muchos pacientes de dolor miofacial son engañados por la enfermedad. Sin sospechar que el origen de lo que sienten está en los músculos, terminan peregrinando de médico en médico en busca de un diagnóstico, sin lograr encontrarlo. Esto sucede más por falta de información que por la rareza de la dolencia, toda vez que el dolor miofacial es muy común. Así como las cefaleas, es normal que todo adulto sea afectado por el problema al menos una vez durante su vida.

Todo comienza con un trauma o con un micro trauma en el tejido muscular, en la mayoría de los casos, causado por estrés o posturas incorrectas adoptadas por mucho tiempo. En respuesta a esta agresión, el músculo afectado se contrae de forma intensa y localizada, formando una especie de nudo o núcleo, el punto gatillo. Este punto y su entorno, comienzan entonces a hacerse muy dolorosos, generando un círculo vicioso: el dolor provoca más contracción muscular, que empeora la molestia y así sucesivamente.

Para complicar aún más la vida de la persona, la sensación dolorosa puede irradiarse a áreas distantes del punto gatillo, ocasionando el llamado dolor referido. Fue lo que le sucedió a Marília: aunque su punto gatillo estuviera en la musculatura de la mandíbula, el dolor se irradiaba a la cabeza, hacia los ojos y a la frente, generando síntomas muy semejantes a los de la jaqueca y haciendo creer que era este su problema. Esa capacidad de expandirse hacia regiones distantes del punto de origen hace que muchas veces el diagnóstico de dolor miofacial sea difícil. Aún siendo un problema común, pocos médicos están preparados para detectarlo.

El término miofacial viene de la unión de "mio", que significa músculo y "fascia" que es la estructura compuesta por el tejido conjuntivo, responsable del sostenimiento y modelación de la musculatura y del esqueleto. Del mismo modo que la fibromialgia (tratada en el capítulo cinco de este libro), el dolor miofacial es considerado un síndrome (Síndrome Doloroso Miofacial), ya que reúne signos y síntomas clínicos similares, pero con orígenes diferentes. Además del trauma los puntos gatillo pueden aparecer por otras diferentes razones, como la sobrecarga (causada por el levantamiento de objetos pesados) fatiga muscular por sobreuso (en los casos en los que la persona realiza actividades repetitivas o sufre de bruxismo, especialmente el diurno) o provocados por otras enfermedades como el reumatismo, la endometriosis, el infarto, las ulceras pépticas o inclusive las alteraciones emocionales.

La presencia de uno de esos puntos gatillo puede causar dolor en prácticamente cualquier músculo esquelético (es decir, en todos los músculos que cubren nuestro esqueleto), siendo las regiones más afectadas, el cuello, la mandíbula, el hombro y la región lumbar. No existe una duración característica para el dolor miofacial. Algunos pacientes relatan la molestia apenas por algunos minutos u horas, otros, como Marília, sufren por días, meses o años. Además, la actividad de los puntos gatillo es variable. En un día estos pueden estar activos y al día siguiente ya no más. Esto explica porque a veces una región aparece en el primer examen, pero deja de ser perceptible cuando el paciente regresa al consultorio para control. Por esta misma razón, algunos dolores "migran", o sea, cambian de lugar, llegando a músculos diferentes, en días diferentes.

Generalmente, el dolor miofacial se describe como un dolor en peso, como una presión, profundo, moderado o intenso, a veces acompañado por la sensación de ardor o de látigo. De ahí es que provienen algunos de los errores más comunes: en algunos casos, el latigazo se siente en un diente, lo que le hace pensar al paciente que tiene dolor dental, cuando en realidad tiene es un dolor miofacial. En los casos en los que se presenta dolor referido, este puede venir acompañado por algunos otros síntomas, como alteraciones motoras y sensoriales, vasoconstricción, vasodilatación, sudoración o inclusive lagrimeo.

En la historia de Marília, el origen de su dolor estaba en una disfunción de la articulación temporomandibular (ATM) del tipo miofacial, alteración bastante común, que afecta a una gran parte de las personas en algún momento de sus vidas, en especial a las mujeres. La articulación de esa región es bastante sofisticada. Hay una red compleja y activa de músculos, ligamentos, huesos y dientes que se pueden mover en múltiples direcciones, permitiéndonos hablar, masticar, deglutir y tener expresiones faciales. Quien comanda esos movimientos es la articulación temporomandibular, que une el hueso temporal con la mandíbula permitiéndole a esta moverse hacia arriba y hacia abajo, hacia atrás y hacia adelante. Un disco flexible ayuda a mantener el movimiento suave. Cuando alguna agresión o trauma afecta a esta articulación, pueden surgir dolor y dificultad para usar la mandíbula, convirtiendo en una dificultad abrir mucho la boca, masticar o hablar. Inclusive podrían ocurrir ruidos al mover la boca, los músculos faciales pueden provocar dolores y sentirse cansados, así como la mandíbula llegar a trabarse. Otras regiones también pueden ser afectadas, apareciendo el dolor de oído, cefaleas, dolor en el cuello o en los hombros.

Cómo diagnosticar el dolor miofacial

Así como en otros dolores crónicos, no existe una prueba considerada patrón-oro para identificar el síndrome doloroso miofacial. Para llegar al diagnóstico, lo que se hace es un esfuerzo para reunir el mayor número posible de informaciones sobre la historia clínica del paciente, además de realizar un buen examen físico en busca de áreas tensas y de puntos gatillo. Durante el examen, cuando el especialista presiona el punto gatillo, reproduce el dolor local o referido y el paciente puede identificar cual es aquella sensación que lo incomoda. Además de esa estrategia, algunas otras ayudan al médico a armar el complicado rompecabezas para el diagnóstico del dolor miofacial (ver cuadro).

Características que ayudan al diagnóstico

- *Dolor regional en peso, abierto.*

- *Presencia del punto gatillo activo (área de hipersensibili-*

dad, generalmente localizada dentro del músculo esquelético y que se asocia al dolor local o referido cuando es presionada).

- *Punto gatillo latente (área inactiva con potencial de actuar como punto gatillo).*

- *Banda tensa palpable en los músculos esqueléticos (es posible sentir las fibras musculares tensas. La estimulación causa el twitch, termino en inglés para la respuesta de contracción visible cuando es estimulado el nódulo).*

- *Dolor referido (dolor en una región distante del punto gatillo, activado cuando el mismo es presionado).*

- *"Señal de salto" (Reacción de retirada a la palpación de los nódulos).*

- *Quejas de parestesia (disminución de la sensibilidad) sin patrón neurológico.*

- *Debilidad muscular.*

- *Dolor durante el elongamiento o la con-tracción del músculo afectado.*

Complejo del Punto de Gatillo

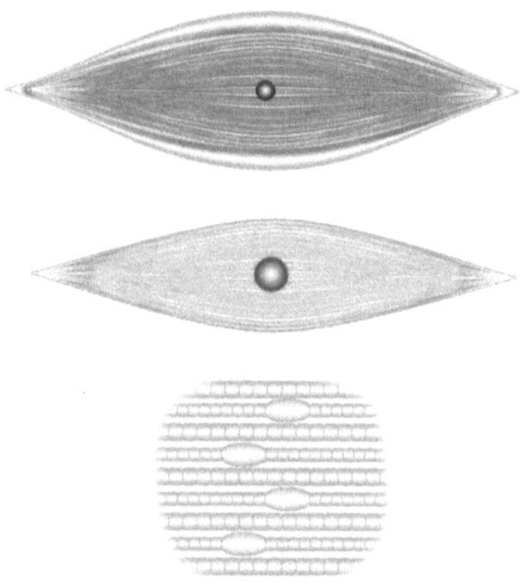

Dolores Referidos

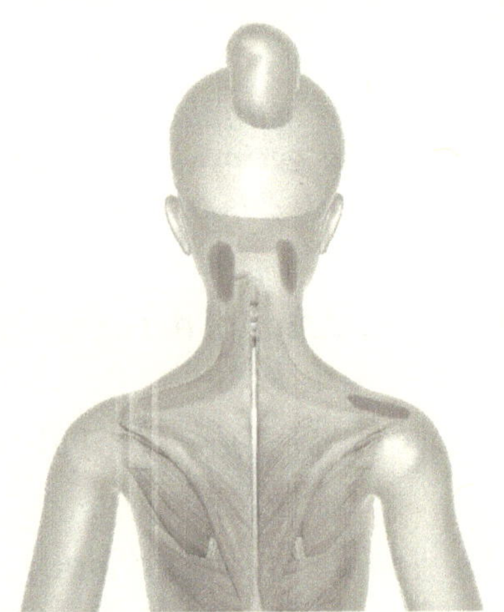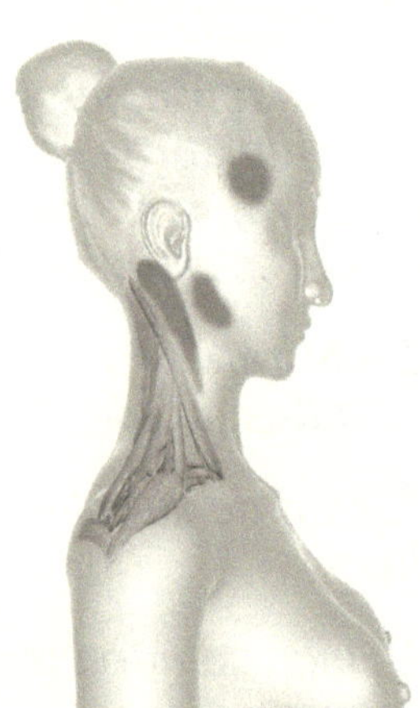

Cómo tratar el Dolor Miofacial

Una vez terminada la fase de diagnóstico e identificada la enfermedad, es necesario cuidar del paciente como un todo, no solamente actuando de manera local sobre el músculo afectado. El tratamiento suele dividirse en dos grandes frentes: Las terapias de alivio, cuya finalidad es reducir el sufrimiento y el dolor, y las terapias de mantenimiento, con miras a la rehabilitación y a la reeducación postural del paciente, evitando que el dolor regrese. Además de los médicos, odontólogos, psicólogos, fisioterapeutas y terapeutas ocupacionales, pueden hacer parte del equipo multidisciplinario para atender al paciente, dependiendo de la complejidad del caso.

Existen varias opciones de tratamiento siguiendo el mismo principio: restaurar la longitud de la fibra muscular en reposo, diseccionándola y eliminar los puntos gatillo dentro de las haces musculares (Ver cuadro). Esto se puede lograr, por ejemplo, con masajes de liberación miofacial, procedimientos manuales enfocados en el relajamiento de las regiones tensionadas, o con la aplicación de calor por medio de una compresa o bolsa de agua tibia sobre la región. Existen aún otras diferentes técnicas fisioterapéuticas, en estudio, para comprobar su eficacia y seguridad. Un buen programa de fisioterapia, acompañado por ejercicios de elongamiento, fortalecimiento y resistencia, puede ser un primer paso para muchos de los casos de dolor miofacial. Reducir la carga de trabajo y aumentar el tiempo de descanso también son orientaciones útiles para los pacientes que presenten el problema.

Cómo tratar los Puntos Gatillo

Punción con anestésico: *es una técnica segura, rápida y eficaz. Consiste en la aplicación de anestésico sobre el punto gatillo por medio de una pequeña aguja, desactivándolo y aliviando el dolor. Generalmente el paciente siente alivio inmediatamente. El procedimiento toma pocos minutos y puede efectuarse en el consultorio.*

Punción en seco: *está indicado para los pacientes con alergia a algún medicamento. Sirve para desactivar el punto gatillo sin necesidad de usar fármacos. Tiene la misma eficacia de la punción con anestésico si es realizado por manos expertas.*

Acupuntura: *El profesional introduce agujas muy finas en puntos específicos del cuerpo, cercanos o distantes del lugar del dolor. Para la Medicina Tradicional China, esto ayuda a aliviar el dolor porque promueve un reequilibrio de la energía vital que circula en nuestro cuerpo. Hay varios estudios que comprueban la eficacia de la acupuntura en el tratamiento del dolor miofacial.*

En los casos de dolores miofaciales de la mandíbula, un odontólogo especializado puede resolver la molestia, formulando medicamentos y/o indicando el uso de un protector de acetato llamado placa neuromiorelajante. Este accesorio encaja sobre los dientes superiores o inferiores reduciendo la incomodidad al cerrar o al frotar los dientes. De esta manera, se logra relajar los músculos que antes estaban tensos y doloridos. Evitar alimentos duros, pegachentos que exigen mucha masticación, también puede ayudar, así como realizar ejercicios leves para el elongamiento y el fortalecimiento de la mandíbula.

Aún entre las opciones no farmacológicas, surgieron varias evidencias sobre la eficacia de la terapia con laser de baja potencia para el alivio del dolor. El método no invasivo es una alternativa para el tratamiento antinflamatorio, mostrándose como una buena solución, una vez que su aplicación es indolora y no causa efectos colaterales.

Tener varias opciones no farmacológicas, no significa que todos los casos de dolor miofacial puedan ser tratados sin el uso de medicamentos. Para algunas situaciones, como vimos en la historia de Marília, los fármacos son esenciales. Los más usados son los relajantes musculares y los anestésicos. Los analgésicos comunes también son útiles, tanto en la fase aguda, como en la fase crónica de la dolencia, pudiendo ser combinados con opioides por un corto período de tiempo, hasta que el paciente inicie y se mantenga en un programa de rehabilitación. Los medicamentos también pueden ser necesarios para el tratamiento de condiciones que surgen paralelamente al dolor miofacial, tales como el insomnio, la ansiedad y la depresión.

Finalmente, las técnicas de relajación, como el biofeedback, la meditación con ejercicios de respiración profunda, el yoga, el tai chí chuan y casi todos los tipos de danza ayudan al relajamiento muscular y desvían la atención de los puntos de dolor.

El papel del Psicólogo en el combate al Dolor

En diversos casos de dolor crónico, no solamente en el dolor miofacial, el psicólogo tiene un papel fundamental para el éxito terapéutico. Aunque raramente existan dolores de naturaleza psicológica, los aspectos psicosociales son parte de la enfermedad y, una vez presentes, pueden complicar el cuadro, ya que participan del ciclo del dolor (ver figura). Los principales factores psicológicos involucrados, son la depresión, la ansiedad, el estrés, las creencias disfuncionales sobre el dolor (por ejemplo los pensamientos catastróficos), las actitudes negativas, el miedo de realizar actividades rutinarias y las estrategias de enfrentamiento pasivas.

En el campo de la psicología, los tratamientos que presentan mejores resultados son aquellos que tienen en consideración las dimensiones biopsicosociales del dolor. Al identificarse los factores que contribuyen al mantenimiento de la molestia, de la incapacidad física y del sufrimiento psicológico, es posible tratar la dolencia, reduciendo el desgaste emocional, los impedimentos físicos y mejorando la calidad de vida tanto de los pacientes como de sus familiares. Así se logra romper el ciclo del dolor, incapacidad y sufrimiento.

CICLO DA DOR

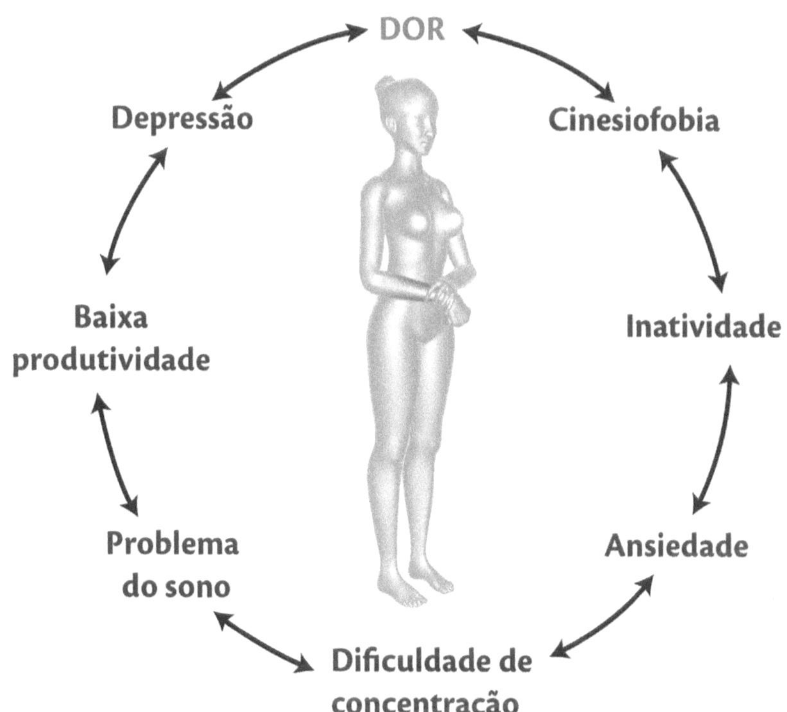

Muchas veces es necesario usar medicaciones para controlar la depresión y mejorar el sueño. Entretanto, la manera más efectiva de manejar la dolencia crónica, es enseñando al paciente a enfrentar los pensamientos negativos y la enfermedad en general. Este cambio en el modo de afrontar el problema, aliado a las técnicas de relajamiento, es eficaz para controlar la ansiedad y el estrés, frecuentemente asociados al dolor crónico. El paciente debe aún participar de forma activa durante el tratamiento, sin tener vergüenza de hacerle preguntas al profesional que lo atiende siempre que surjan dudas.

Consejos

- Si tienes dolor de la ATM, evita morderte las uñas, masticar *chicles y apretar o frotar los dientes. Mientras estés despierto, corrige tu postura y evita leer en la cama con el cuello torcido.*

- *Los dolores miofaciales pueden afectar cualquier parte del cuerpo y llegar a causar dolores tan fuertes como en cualquier otro tipo de síndrome doloroso.*

- *Haz estiramiento, muévete, ya que el reposo puede empeorar el dolor.*

- *No pienses que el dolor es cosa de tu cabeza y no tengas miedo de tratar la ansiedad, la depresión o el estrés relacionados con la enfermedad.*

3 | Dolor de la incertidumbre

En vísperas del matrimonio con su novio Henrique, Laura, para ese entonces una joven de 24 años, escuchó de un médico ginecólogo la noticia inesperada: ella tenía una dolencia que le impediría ser madre. Al recibir el diagnóstico, Laura tembló. Tener hijos era uno de sus sueños y hacía parte de los planes de la pareja. Ella y su futuro marido no veían la hora de tener en sus brazos a su primer bebé.

Toda esa expectativa, sin embargo, se deshizo ante ese pronóstico aterrador. Ella no podría ser madre. Nada de "barrigota", nada de cambiar pañales, nada de primeros pasos ni de las primeras palabras del bebé. Aún antes de intentarlo, ella se vería obligada a abandonar el proyecto de maternidad. Cuando salió del consultorio médico, todavía un poco aturdida, Laura resolvió buscar consuelo en los brazos de su novio. Necesitaba contarle que ellos no podrían tener hijos. Más específicamente, que ella no podría tener hijos. Durante el camino, iba intentando escoger la mejor forma de preparar a su novio para darle la noticia. ¿Habría una mejor forma?

Cuando finalmente encontró a Henrique y le contó lo que escuchó del médico, ella se sorprendió con la reacción de su futuro esposo. El permaneció con el semblante tranquilo y le garantizó que todo eso no pasaría de un error de diagnóstico.

Que ellos irían a otro especialista y descubrirían que era una equivocación. No desistirían del proyecto, no de esa manera sin por lo menos, intentarlo. Al final, esa no era la primera vez que Laura era expuesta ante pronósticos médicos desalentadores. Esa era su rutina desde los 11 años, cuando menstruó por primera vez. Además del sangrado, vinieron dolores insoportables, que continuaron repitiéndose todos los meses, siempre que llegaba la menstruación. No eran los cólicos habituales, esos que casi toda mujer tiene. Laura sentía punzadas fuertes en la región del estómago, que venían acompañadas por cambios en las funciones gastrointestinales. "Era como si estuvieran cortando mi músculo sin anestesia", compara. Cuando pasaba por una de esas crisis, se le dificultaba caminar, trabajar o estudiar. Fueron varios años así, pasando de médico en médico, haciendo los exámenes más diversos sin saber lo que tenía, hasta que, a los 17 años, recibió el diagnóstico de endometriosis y pasó por su primera cirugía.

La endometriosis es una enfermedad en la cual un tejido normal que compone el aparato reproductor femenino, el endometrio, crece en donde no debería. Cuando el cuerpo está funcionando normalmente, esa membrana, que recubre la cavidad uterina, se renueva durante la menstruación, causando el sangrado. Es un tejido rico en vasos sanguíneos y repleto de glándulas especializadas, cuya función es acoger el embrión cuando la mujer queda embarazada. En la endometriosis, no obstante, esa membrana está presente no solamente en el interior del útero, sino también en el exterior de ese órgano o por otras partes del cuerpo. Como resultado se presenta la renovación mensual de ese tejido, las células en el lugar equivocado también "menstrúan", generando fuertes dolores en la región. Esto ocurre porque el endometrio externo al útero crece alrededor de los nervios responsables por transmitir los impulsos dolorosos, como consecuencia, las pacientes comienzan a sufrir dolores intestinales, relatan incomodidad al orinar y cólicos menstruales muy intensos.

En los casos más graves, se llega hasta tener dolor pélvico crónico fuera del período menstrual.

Era esta la situación de Laura. Todos los meses, ella vivía el mismo drama: de tres a cuatro días antes de menstruar, su intestino se bloqueaba y así quedaba hasta que las primeras placas de sangre se desprendieran del útero. Cuando eso sucedía, llegaba la disentería. El desorden intestinal la hizo buscar inicialmente a un gastroenterólogo. En total fueron cinco gastros por los cuales ella pasó entre los 13 y los 17 años. De ellos, escuchó las sospechas de que podría tener una dolencia iliaca, síndrome de Crohn y síndrome de intestino irritable, todas ellas enfermedades ligadas a desordenes del aparato digestivo. En los intentos de tratamiento, se acostumbró a tomar Buscopan® (Buscapinai®) por vía venosa, formulados por los médicos cada vez que su estado de salud empeoraba. Sentía alivio justo después de las inyecciones, pero al poco tiempo los dolores regresaban, fuertes como puñaladas sobre la región pélvica y abdominal.

Fue por casualidad que descubrió que su problema no era en la región intestinal, sino en el aparato reproductor. El diagnóstico de endometriosis llegó durante una consulta de rutina con el ginecólogo, a los 17 años. El médico se dio cuenta, durante el examen, de la presencia de una mancha oscura en el útero. Hizo dos pequeñas cirugías para intentar revertir el problema. La primera inmediatamente después del descubrimiento de la anomalía, a los 17 años y la otra a los 19 años. En ambas ocasiones, no hubo éxito. Por eso el mismo ginecólogo de Laura la aconsejó a buscar otro profesional, especializado en endometriosis. Fue exactamente en este punto que comenzó la historia de este capítulo: cuando Laura consultó a un especialista en endometriosis y escuchó de él el pronóstico de que no podría tener hijos.

"Él abrió y cerró mi abdomen y no quiso ni tocar nada. Dijo que tendría que inducir la menopausia precoz, que no iría a tener hijos y que tendría que convivir con ese dolor". Las cosas podrían haberse quedado así, sin solución, sino fuera por que el futuro marido de Laura disentía con el especialista e insistió con su novia para que buscaran una segunda opinión. Menos de una semana después, en medio de los preparativos para la boda, iría la pareja al consultorio de otro médico, ahora en São Paulo, por recomendación de la esposa de un colega de trabajo de Henrique. El diagnóstico recibido, esta vez, era bastante más esperanzador: "El nuevo ginecólogo vio el video de la cirugía que yo me había hecho con otro médico y le pedí que me operara", recuerda Laura. El procedimiento duró 7 horas, tiempo suficiente para retirar la serie de lesiones causadas por los años de endometriosis. Con la cirugía, Laura recuperó la capacidad de tener hijos, pero no vio que el dolor desapareciera.

Contrariando el pronóstico del primer especialista, Laura quedó embarazada y fue madre dos veces, la primera en 2005 y la segunda en 2007. De las estaciones, vinieron los hijos Pedro, hoy de 8 años, y Alice, de 6 años. Durante todo el período, entre tanto, no conseguía vivir libre de dolor, que la hizo vivir un momento inusitado durante la gestación. Cuando estaba esperando a Pedro, no supo reconocer las contracciones del parto cuando estas llegaron y por poco da a luz en casa. "Yo aún estaba en mi trigésima semana de gestación, sentía algunos dolores, pero creí que era algún cólico. Cuando llegué al hospital me dijeron que yo estaba a punto de tener mi bebé", recuerda. "Comparado con los dolores de la endometriosis, eso no era nada. Como aún era muy pronto, ni sospeché que mi hijo pudiera estar naciendo".

El primer embarazo fue un período de mucha alegría, pero también de mucha tensión. Laura tuvo sangrados fuertes en los primeros meses, sufrió desprendimiento de placenta y necesitó hacer un cerclaje, una pequeña intervención quirúrgica en el cuello del útero para evitar el nacimiento del bebé antes de lo previsto. El riesgo, cuando no se hace el procedimiento, es grande y puede llevar a la muerte del bebé. En la segunda gestación, los problemas fueron menos numerosos, pero Alice también vino al mundo más temprano, en la trigesimacuarta semana. Y, así como el hermano, creció sin saber lo que era jugar en el canto materno, pues ella no podía alzarlos debido al dolor. "Aún así yo jugaba mucho con ellos. En lugar de alzarlos, yo los sentaba en la cama y me quedaba a su lado", recuerda Laura.

Para ella, aún con las limitaciones, poder ser madre fue una victoria. Con el sueño de la maternidad cumplido, Laura tomó la valiente decisión de intentar métodos más radicales para liberarse de los dolores causados por la endometriosis. Aconsejada por su médico, pactó la cirugía para la extirpación del útero para diciembre de 2010. En la operación, le fue extraída toda el área uterina, más las trompas y los ovarios, todas las zonas posibles del origen de los dolores que sentía. El resultado, sin embargo, no fue lo esperado. Aún sin todos esos órganos, los dolores asociados a ellos continuaban y con un agravante: si antes las molestias obedecían al ciclo menstrual, sin la menstruación se prolongaban durante todo el mes. Por eso inmediatamente después de la intervención quirúrgica, Laura comenzó un tratamiento para combatir la "memoria del dolor".

Fue un momento en el que Laura se vio obliga-da a romper con antiguos prejuicios. El primero de ellos, relacionado con los medicamentos que debería tomar. La orientación era para adherir a fármacos de usos continuos y más potentes, que fueran capaces de hacer un control efectivo del dolor. "Siempre tuve mucha resistencia a esos medicamentos, porque yo creía que estos creaban adicción", cuenta. Para seguir las prescripciones médicas, Laura necesitaba luchar contra ese miedo y confiar en los profesionales responsables de su atención. Comenzó a tratarse con dosis diarias de pregabalina, que usó durante un año para interrumpir el ciclo del dolor. Conjuntamente con ese "tratamiento de choque", Laura aprendió a tomar medicamentos más adecuados en los momentos de crisis.

La orientación que le fue dada era la de usar un analgésico de potencia moderada, un combinado de dos substancias, el tramadol y el paracetamol. Era el fin improvisado para enmascarar los dolores. "Antes yo usaba mucha Aspirina® y Buscapina® y no tenían efecto alguno", recuerda. No fueron solamente los fármacos los que cambiaron, el mismo modo de actuar de Laura ante el dolor tuvo que ser alterado. Como ella misma explica, la lógica ahora es otra: "No es que yo no sienta ya el dolor, pero evito esperar que se instale. Esto ayuda a mantener mi cerebro distante de esa memoria de sufrimiento". Cuando ella percibe que la crisis se aproxima, toma una dosis de tramadol para evitar que la situación se agrave. Actuar preventivamente, es importante porque, cuando el dolor ya es intenso, el fármaco pierde gran parte de su efecto y este pierde la capacidad de controlar esos estímulos dolorosos muy fuertes. Además de eso, a medida que las neuronas reciben esos mensajes de dolor ellos se van tornando más sensibles a las mismas. Como si aprendieran cual es aquel "recado" y ya se anticiparan a la señal del dolor.

Además de los medicamentos, Laura pasó por dos bloqueos en la región del plexo hipogástrico, responsable de enviar al cerebro los estímulos dolorosos del útero y del cuello del útero. Se sospechaba que, aún con la extirpación de los órganos reproductivos, esos nervios continuaran enviando señales hacia el sistema nervioso, perpetuando las crisis de dolor. Por eso, primero se realizó un bloqueo anestésico, usado para diagnosticar si el nervio hipogástrico estaba involucrado. Para alegría de Laura, cuando el anestésico llegó a las células del nervio, el dolor cesó inmediatamente. Comprobado el origen del problema, se realizó un segundo bloqueo para la destrucción de ese nervio, procedimiento que fue posible ya que se puede vivir sin estas inervaciones del sistema nervioso simpático, apodado por Laura como sistema nervioso "antipático".

Varios medicamentos y 2 bloqueos después, la empresaria se dio cuenta de que si era posible vivir sin dolor. Solo entonces ella pudo constatar que no había nada de natural en aquel sufrimiento que la afligía desde los 11 años. Como ya había intentado de todo para neutralizar las crisis, pero nada hasta entonces había tenido éxito, había aceptado que su destino fuera sufrir con el dolor. Durante los años en los que convivió con el problema, llegó a intentar con yoga, acupuntura, gimnasia, RPG, trotar, fisioterapia, homeopatía y hasta compresas con hiervas sobre el abdomen. Nada era suficiente. "Cuando yo reclamaba, la gente decía que era natural, que todo el mundo siente cólicos en su período menstrual", dice, que finalmente decidió evitar hablar del asunto con personas cercanas. La incomprensión, inclusive, fue uno de los efectos colaterales que Laura conoció debido a la endometriosis. "En la adolescencia tuve de novio por siete años a un tipo que nunca logró comprender mi dolor", recuerda. Ella vio amigos que se alejaron y a colegas de trabajo que dudaban de lo que sentía. Para quien está afuera, considera, muchas veces el dolor del otro parece no pasar de una disculpa arreglada para no hacer algo.

Por suerte, ella encontró un marido que no solamente le dio apoyo, sino que la ayudó en la búsqueda del tratamiento. "Yo nunca acepté aquel diagnóstico que recibí a los 24 años ni que tendría que convivir con el dolor por el resto de la vida", cuenta. "Henrique tampoco, el me ayudó a buscar otros médicos y me dio apoyo siempre que lo necesité". El resultado fue que, hoy, a los 35 años, al contrario del pronóstico dado en vísperas de su boda, en el año 2000, Laura es madre, tiene una linda pareja de hijos, sigue casada con su marido, feliz y sin dolor.

Entienda el caso de Laura | ¿Qué es la Endometriosis?

Así como la empresaria paulista, solamente en el Brasil, la Asociación Brasileña de Endometriosis y Cirugía Mínimamente Invasiva, calcula en siete millones el número de mujeres que sufren con la endometriosis. Enfermedad caracterizada por la presencia de un tejido similar al endometrio fuera del útero, fijado en otras partes del cuerpo (Ver imágenes). El endometrio es la capa de tejido que recubre internamente la cavidad uterina, formado por glándulas y estromas (tejido de sostenimiento). Es este el que le da origen a la menstruación, provocada por su descamación al final de cada ciclo menstrual.

Sistema Reproductor Femenino

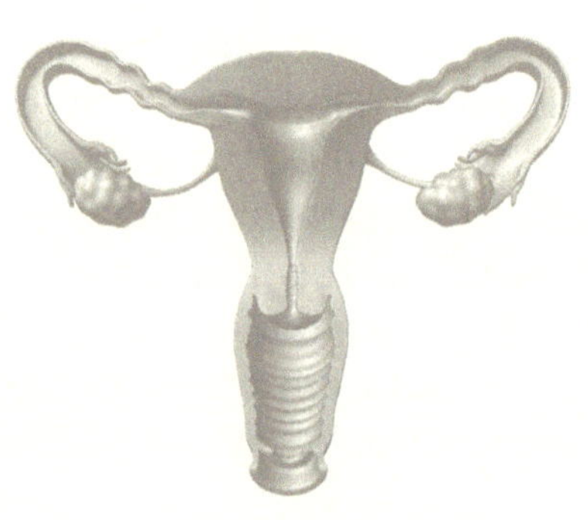

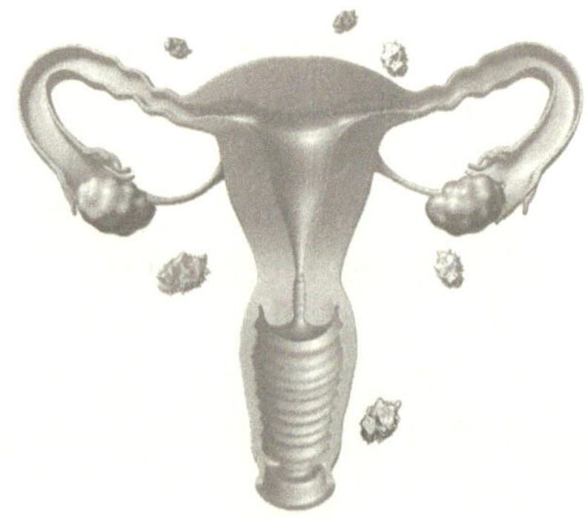

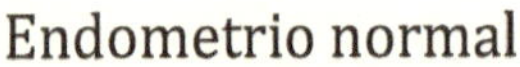

Endometrio normal

Endometrio fuera del útero
(endometriosis)

El más común de los casos de endometriosis es ese tejido que se aloja en las cavidades pélvica y abdominal, afectando los ovarios las trompas los ligamentos útero-sacros y el peritoneo (la membrana que recubre la pared abdominal y las viseras). Entre tanto, este puede también afectar órganos nos reproductivos. En estos casos, el intestino, especialmente el intestino grueso (zonas del recto y el sigmoides), es el más afectado por la dolencia, que también puede causar lesiones sobre la vejiga y los uréteres. En casos más raros, la endometriosis afecta al diafragma, el pulmón y otras partes del organismo. Una paciente puede presentar uno o varios de los órganos citados afectados por la endometriosis. Los efectos serán el surgimiento de dolor pélvico y/o infertilidad en una gran porción de las pacientes.

Como muestra la historia de este capítulo, un gran problema de la endometriosis es lograr diagnosticarla. Casos como el de Laura son comunes, con la mujer sufriendo durante años sin descubrir el origen de su dolor. Sin diagnóstico, la enfermedad gana tiempo para implantarse aún más, haciendo que el cuadro se agrave. La aparición del dolor sucede ya que el tejido endometrial continua sufriendo el estimulo mensual de las hormonas de la menstruación, generando una reacción inflamatoria alrededor del endometrio fuera de lugar. Este proceso inflamatorio, en caso de no ser tratado, desencadena la formación de adherencias alrededor del área de la endometriosis y entre las estructuras vecinas. Generalmente los focos de la dolencia crecen alrededor de nervios, ocasionando una mayor transmisión del dolor hacia la médula y hacia el cerebro.

El dolor en la endometriosis

La queja más común entre quienes sufren de endometriosis, es el dolor, pudiendo fácilmente aparecer dolores extenuantes durante los cólicos menstruales, algo conocido por los médicos como dismenorrea. Aún no hay claridad del porqué, pero la intensidad de ese y de otros dolores relacionados con la endometriosis no siempre está relacionada con la severidad del caso. Hay mujeres con grandes áreas afectadas por la dolencia, pero que presentan síntomas leves. Por el contrario, existen casos de zonas afectadas muy pequeñas, pero que provocan dolores insoportables. De manera general, se observa que cuando el tejido endometrial se instala profundamente en los órganos, son mayores las probabilidades de que surjan los dolores crónicos, la infertilidad o las alteraciones intestinales o urinarios.

Los cólicos en la endometriosis no suelen mejorar ni aún después de la medicación, llegando, algunas veces, a requerir reposo (son los llamados cólicos incapacitantes). Como en el caso de Laura, muchas jóvenes que presentan estas quejas terminan sintiendo que las personas de su entorno no les creen y que en muchos de los casos son consideradas mujeres débiles por no tolerar un "simple" cólico menstrual. Como vimos, sin embargo, no hay nada de simple en esta historia. Además de los cólicos, puede aparecer el dolor durante las relaciones sexuales, principalmente durante la penetración profunda. Este síntoma, se denomina en el área médica dispareunia. Los problemas intestinales, también son comunes, ocurriendo habitualmente durante los ciclos menstruales. Algunos de los síntomas relacionados, son la diarrea, el dolor para evacuar, la constipación (estreñimiento) o sangrado intestinal. El aparato urinario también se ve afectado de forma cíclica y la paciente puede quejarse de dolor al orinar durante la menstruación, alteración en habito urinario o sangrado.

Con la repetición y la intensificación de las molestias anteriormente descritas, pue-den surgir dolores persistentes y fuera del período menstrual. Son los llamados dolores pélvicos crónicos, que ocurren debido a la sensibilización del sistema nervioso central. En estos casos, existe la creación de una memoria del dolor, desencadenada por gatillos que ya no dependen más de la existencia de los focos de la endometriosis. Es como si hubiera un corto circuito de las neuronas, como ocurrió con Laura, que aún sin los órganos reproductivos seguía con dolores.

Cómo diagnosticar la Endometriosis

Tener métodos de laboratorio para el diagnóstico de la endometriosis, es uno de los mayores anhelos de los estudiosos del asunto. Esto convertiría el proceso en algo más rápido y preciso. Hoy, el primer paso para saber si una mujer tiene esta enfermedad, es analizar si ella posee los síntomas clínicos (Ver cuadro).

En caso de que la paciente relate cólicos menstruales intensos, dolores durante la relación sexual y entre las menstruaciones, dificultad para embarazarse o alteraciones intestinales o urinarias durante el ciclo mens-trual, el médico puede estimar la posibilidad de endometriosis.

Los síntomas de la endometriosis:

- *Cólico menstrual (presente en el 90 al 95% de los casos).*

- *Dolor profundo en la vagina o en la pelvis durante la relación sexual.*

- *Dolor pélvico continuo no relacionado con la menstruación.*

- *Obstipación intestinal o diarrea en el período menstrual.*

- *Dolor al evacuar.*

- *Dolor al orinar.*

- *Infertilidad.*

Cuando esto ocurre, el segundo paso es realizar el examen físico de la paciente, con especial atención en tres áreas. La primera es el abdomen, que debe ser cuidadosamente palpado en búsqueda de aumento abdominal, masas palpables y dolores localizados. En seguida, viene el examen del cuello del útero y la inspección vaginal, esenciales para la identificación de posibles implantaciones de la endometriosis en esas zonas del aparato reproductor femenino.

El descubrimiento se hace por medio de exámenes con imágenes. El ultrasonido transvaginal con preparación del intestino y la resonancia magnética son las opciones más recomendadas, aunque otros exámenes, como la ultrasonografía transrectal, la colonoscopia, la cistoscopia y la urografía excretora puedan ser solicitados en alguna situación. El patrón de oro, tanto para el diagnóstico como para el tratamiento sigue siendo la cirugía de videolaparoscopia.

Cómo tratar la endometriosis

Los medicamentos para el tratamiento de la endometriosis no son capaces de promover la cura o la extinción de las lesiones. El objetivo principal al formular medicamentos, es la mejoría de los síntomas clínicos de la dolencia y, eventualmente, retardar la evolución de las lesiones. Los métodos terapéuticos más prescritos son aquellos a base de hormonas con capacidad de inhibir la producción de estrógeno por parte de los ovarios, llevando a la disminución del estímulo al crecimiento de tejido endometrial dentro y fuera del útero. Los más usados son los anticonceptivos, que pueden ser orales o inyectables de uso cíclico o continuo, con suspensión o no de la menstruación, los medicamentos solamente con progesterona y los análogos del GnRH (medicamentos que interrumpen virtualmente el funcionamiento de los ovarios). El tratamiento medicamentoso, todavía no debe, bajo ninguna hipótesis, utilizarse sin la prescripción y el seguimiento de un ginecólogo.

La cirugía, preferiblemente por videolapa-roscopia, todavía hoy es la principal forma de tratamiento para la endometriosis. El proce-dimiento consiste en pequeñas incisiones en la pared del abdomen, que permiten identificar las lesiones y retirarlas. De esta manera se logra una mejoría en la calidad de vida de la paciente, con la disminución del dolor y, en la mayoría de los casos, el regreso de la fertilidad. Entre tanto, en algunas situaciones, la cirugía no está indicada.

Ninguna de esas opciones, sin embargo, puede ser considerada una cura para la endo-metriosis. Tanto los fármacos como la cirugía son apenas maneras de controlar el desarrollo de la dolencia, impidiendo consecuencias más extremas. Después del tratamiento, la endometriosis puede reaparecer, lo que no significa que no haya formas de lidiar con ella. Algunas de las alternativas terapéuticas para mantener la enfermedad bajo control, son las píldoras combinadas o los dispositivos intrauterinos (DIUs) con progesterona.

Es importante tener en mente que fueron muchos los avances obtenidos en las últimas décadas y otros tantos están por llegar. Existen varios grupos de investigación trabajando para la solución definitiva a esta enfermedad, buscando determinar exactamente que papel cumplen factores como la inmunidad y la genética para el surgimiento de la endometriosis y el dolor. Aún existen científicos dedicados a crear métodos cada vez más eficaces para el diagnóstico y tratamiento de la enfermedad.

Cómo tratar el dolor pélvico crónico

Así como la endometriosis puede ser controlada, el dolor pélvico crónico también puede manejarse. En el caso de Laura, lo que llama la atención es que aún después de haber retirado el útero y los ovarios el dolor continuó. Esta situación suele crear perplejidad en la gente del común. Al final, si los órganos afectados ya no estaban más en su lugar, no sería de esperarse el fin de la molestia? En realidad, la relación entre el órgano y el dolor no es así de simple. El dolor pélvico puede originarse de diferentes maneras, que influyen directamente en las decisiones sobre el tratamiento. Son tres las zonas que pueden ser responsables por la emisión de los signos de dolor:

- Las visceras (que son los órganos con endometriosis).

- Los músculos del piso pélvico (que, después de meses o años de dolor, pueden estar con nudos musculares causados por la contracción excesiva de la región).

- Los nervios (que pueden pasar por un proceso llamado sensibilización del sistema nervioso central, generando la "memoria del dolor" narrado por Laura).

Siempre que el dolor visceral relacionado con la endometriosis sea diagnosticado, el ginecólogo debe convocar a un equipo multidisciplinario especializado en el tratamiento de los dolores. Esto porque ellos pueden convertirse en un capítulo aparte en el sufrimiento de la paciente. Al repetirse mensualmente, el dolor visceral puede desencadenar tanto la memorización del estímulo del dolor por los nervios, como la contracción de los músculos del piso pélvico. Cuando esto sucede, aunque las lesiones sean retiradas, el sufrimiento persistirá, como le sucedió a Laura.

Siempre que estos tres componentes se suman (dolor visceral, dolor muscular y sensi-bilización del sistema nervioso) el tratamiento se hace más difícil. Finalmente, ya no es suficiente tratar el órgano que origina la endometriosis. En esos casos, es necesario atacar las tres fuentes de dolor al mismo tiempo. Otro problema que puede ocurrir es el dolor asociado a las cicatrices originadas después de múltiples cirugías (fibrosis) para hacer el retiro de los focos de la endometriosis.

Sobre el tratamiento del dolor en sí, el primer paso para obtener éxito es cambiar una idea común entre las pacientes con endometriosis: el mito de que ellas deben convivir con la molestia. En general, con mujeres que pasaron años medicándose con antinflamatorios y analgésicos simples, lo que puede llegar a causar mejoría temporal, pero solo en los casos iniciales. Después de largos períodos de uso, estos remedios dejan de tener cualquier efecto positivo y aún producen riesgo de lesiones en el hígado y en los riñones. Optar por este tratamiento ineficaz, muchas veces, se da por causa del recelo de usar algo diferente, como aquél miedo de "enviciarse" citado por Laura. Por eso, toda información posible debe ser pasada a la paciente para que ella entienda que debe enfocar su tratamiento no solamente en el combate de la endometriosis sino también en el control del dolor y esto no se logrará por medio de automedicación. Al final para quebrar el ciclo de memorización del dolor, se necesitan medicamentos más robustos, que solamente deben ser usados bajo orientación médica. Sustancias antidepresivas o anticon-vulsivantes, suelen ser indicadas para disminuir la actividad eléctrica de los nervios, mientras que los opioides pueden ser utilizados por un corto período para aliviar las crisis dolorosas. En todos estos casos, es el médico del dolor, junto con el ginecólogo, quienes deben evaluar y proponer la formulación médica.

La pregabalina recetada a Laura, por ejemplo, es un anticonvulsivante usado para combatir (o revertir) el proceso de sensibilización del sistema nervioso. Para que sea efectivo, es fundamental tomarlo de forma continua. Solo así el es capaz de actuar para la reversión de la memoria del dolor. Los analgésicos adecuados también son esenciales en esta fase. En el caso de Laura, se escogió el tramadol (un opioide débil), considerado un analgésico de potencia media. A este se le asoció un analgésico simple, el paracetamol, formulado para los momentos de crisis de dolor.

Otra opción para el tratamiento, también narrada en la historia de Laura, es la intervención directa sobre el plexo hipogástrico superior, un haz de nervios que hace parte del sistema nervioso simpático y está localizado en frente de las vertebras L5 y S1. Cuando hay dolor pélvico crónico, el plexo puede estar en "corto circuito" manteniendo la transmisión desordenada de los impulsos dolorosos. Para resolver el "defecto" es posible realizar bloqueos anestésicos sobre estos nervios o, en casos extremos, destruirlos por medio de un procedimiento llamado neurólisis.

Consejos

*   Independientemente de la causa del dolor pélvico (endomet*riosis, quistes o inflamaciones) este debe ser tratado lo más precozmente posible.*

*   *La fisioterapia uroginecológica puede ayudar al relajamiento muscular del piso pélvico, que suele estar muy tenso en las personas con este tipo de dolor.*

*   *Se debe evitar la automedicación con antinflamatorios.*

*   *Podría parecer extraño, pero los antidepresivos y anticonvulsivantes, actúan en la memoria de dolores pélvicos crónicos.*

Lumbalgia

4 | Dolor que tumba

A la entrada del desván de un inmueble, en la zona oeste de São Paulo, orquídeas, rosas y anturios reciben a los visitantes. Por entre las flores y gramados, se erige una pequeña fuente de piedra, donde los pajaritos llegan para beber agua. El jardín, meticulosamente cuidado, fue creado y es mantenido por el dueño de casa, un señor simpático de 75 años, de cabello y barba blanca, el periodista Helio.

En una metáfora, el paisaje de entrada de su casa puede definirse como un espejo para el estado espiritual de su dueño. Si ahora el jardín está lleno de cosas bonitas y de vida, unos pocos meses antes, el mismo espacio no estaba así. La grama seca y las pocas flores que aún brotaban reflejaban exactamente el ánimo de helio y la época. Los vecinos, que venían a casa y conocían el esmero del periodista con sus plantas, tenían la impresión de que el se había mudado. Pero Helio, todavía, seguía allí. Lo que se había alterado (y mucho) era su estado de salud.

Era septiembre de 2010 cuando, después de un examen clínico y una intervención quirúrgica para retirarle algunos pólipos en el recto, Helio comenzó a sentir un dolor intenso que no pasaba. "Desde la cadera hasta el dedo del pie todo dolía", define Helio. El cuidado del jardín fue apenas una de varias rutinas alteradas. El, que siempre había sido un hombre activo, se veía ahora postrado sobre la silla de la oficina. Es verdad que, como el mismo bien lo sabe, nunca tuvo salud de hierro. "Nací con defecto de fábrica", se burla, enumerando las enfermedades que constan en su historia médica: una escoliosis, una hernia discal y un cáncer colorectal (que lo llevó a una operación para la extirpación del tumor). Ninguno de estos problemas, entre tanto, le había causado tantos dolores como los que surgieron después de la extirpación de los pólipos.

En las veces anteriores, aparecían las incomodidades, claro, pero desaparecían con la aplicación de prácticas de medicina alternativa. Esta vez, sin embargo, ese recurso parecía ineficiente. Después de salir del hospital, Helio constató el dolor, que se le colaba por toda la extensión de su nervio ciático, comenzando en las nalgas y llegando hasta el pié. Decidió consultar a un médico chino, conocido suyo, especializado en masajes y acupuntura. En la primera sesión, por el contrario de lo que esperaba, no experimentó ninguna mejoría. En la segunda, lo mismo: Entraba y salía del consultorio con los mismos dolores. Los intentos se repitieron hasta finales de diciembre, cuando desistió de persistir con la combinación entre masajes y acupuntura y optó por un ortopedista que, después de algunos exámenes de imagen, hizo una nueva propuesta de tratamiento, indicándole combinar algunos medicamentos con fisioterapia. Y así fue. Helio compró las medicinas, contrató al fisioterapeuta, pero continuó sintiendo los dolores. Y con un agravante: estos solo empeoraban.

La falta de resultados comenzó a reflejarse en su rutina y Helio fue, poco a poco, entregándose a la inactividad total. Dejó de salir a trotar, no continuó andando en bicicleta, paró de caminar por su barrio, ya no cuidaba más del jardín. De las pocas veces en las que desafió la dolencia e intentó salir de casa, se dio cuenta de que no tenía más condiciones de salir solo. "Yo estaba de capa caída", recuerda. Con miedo de que algo más serio pudiera suceder en una de esas crisis, Helio resolvió refugiarse en su hogar. El, que como militante de la izquierda había vivido una vida intensa durante los años difíciles de la dictadura militar, ahora experimentaba otro tipo de refugio, motivado por el dolor. En su escondite de la poltrona, se esforzaba para tratar de mantener su mente sana, pero, poco a poco, también iba perdiendo esa batalla. "Sentía que estaba enloqueciendo con todo ese sufrimiento. No podía pensar en otra cosa, todo lo que yo quería era encontrar algo que me hiciera pasar el dolor", recuerda.

El cuadro fue agravándose hasta que, en enero de 2011, fue internado durante una crisis de dolor agudo. Cuando llegó al servicio de urgencias del hospital, estaba transfigurado. Su presión, que siempre había estado dentro de los límites adecuados, estaba por las nubes. Tenía diez kilos más delgado, se sentía débil y estaba visiblemente abatido. Ya no tenía grandes expectativas con relación a su hospitalización. Todo lo que quería, recuerda, era que le suministraran una dosis de morfina que lo hiciera olvidarse de todo aquello que estaba sufriendo. Ni imaginaba que aquella visita inesperada al hospital pudiera encender una luz sobre un tratamiento eficaz para su enfermedad.

Sucede que, mientras estaba internado, le recomendaron un procedimiento, que era una novedad para el: una inyección de analgésicos en la región de la columna lumbar y de la cadera. La primera aplicación alivió un poco la intensidad de la molestia y, al mes siguiente, Helio regresó para una segunda inyección. El objetivo del tratamiento era la base neural, localizada entre la última vertebra lumbar y la primera vertebra sacra, que estaban siendo comprimidas debido a la hernia discal. Una vez identificado el problema y tratado debidamente, rápidamente el dolor se disipó. Sus marcas, sin embargo, ya estaban extendidas por todas las partes del cuerpo de Helio.

Él ya no tenía más fuerzas. El peso perdido se llevaba buena parte de su masa muscular. Apenas subía tan solo dos gradas de la escalera y sus piernas flaqueaban. Parecía un espectro del hombre que otrora fuera. Incómodo con todas las limitaciones impuestas por el período de dolor, Helio decidió actuar. Al mes siguiente, marzo, se matriculó en un gimnasio cerca de su casa para practicar natación. La reducción del impacto proporcionado por el agua imaginó, lo ayudaría para no forzar mucho su cuerpo al retomar actividades. En el primer chapuzón en la piscina, sin embargo, descubrió que su regreso sería mucho más difícil de lo que imaginaba. Tan nadó 15 metros y comenzó a sentir que los músculos de sus brazos y piernas se habían vuelto insuficientes para romper el agua. Además de la ausencia de fuerza, le faltaba aliento para permanecer a flote. "Fue horrible, pero yo regresé a la clase siguiente", bromea el periodista al recordar el dramático encuentro con la piscina. El desafío estaba planteado y Helio no quería perder. Reforzó la natación con una hora de trabajo muscular y, después de un año de entrenamiento, ya lograba nadar 900 metros sin sentir ninguna molestia. Había logrado quitar una de las marcas dejadas por el dolor.

El otro triste recuerdo que lo acompañó aún después de la crisis dolorosa, fue la depresión. Ésta el la va alejando poco a poco. "Perdí los estribos durante la crisis", cuenta. "No quería ir a ningún lugar, no quería ni siquiera ver gente frente a mi". Helio guarda en la memoria una imagen del auge de la dolencia, durante la Navidad de 2010. Recuerda con detalle, estar sentado en una poltrona y darse cuenta que todos alrededor lo observaban con cara de compasión. Sentía ganas de alzar en sus brazos a su pequeño nieto João, pero no podía. La sensación de impotencia se mezclaba con la tristeza y el no lograba reaccionar. "La dictadura no me derrumbó, ni el cáncer, pero con el dolor que yo sentía, estaba perdiendo la razón. No lograba pensar, ni lograba razonar, ni tampoco lograba querer desistir", resume.

Por eso, pasó a festejar cada proyecto y rutina retomados después de haber controlado el dolor. Un bálsamo en su lucha contra el dolor crónico fue el viaje que hizo en agosto de 2011 a Cuba, territorio que es un viejo conocido para el. El estuvo por allá en 1968, huyendo de las persecuciones de la dictadura militar brasileña, y, desde entonces, hizo y mantuvo contacto con sus amigos cubanos. Estaba planeando filmar un documental sobre el rumbo del país después de la enfermedad de Fidel Castro, cuando comenzaron sus propios dolores y se vio forzado a aplazar el viaje. Con el progreso en el tratamiento, sin embargo, Helio decidió retomar el proyecto de encarar las 10 horas de vuelo hasta la isla. "Tuve un poco de recelo de pasar tantas horas sentado, pero resolví ir", cuenta Helio, que ensayó con algunas caminatas en el pasillo de la aeronave durante el vuelo para no quedarse demasiado tiempo en la misma posición. La decisión de tomar rumbo hacia la isla fue doblemente recompensada cuando, más de 40 años después, el la reencontró. Bastó con pisar el suelo del aeropuerto internacional José Martí, en La Habana, para que la brisa húmeda del clima caribeño trajera a su memoria aquellos años fervorosos de militancia. Y, junto con los recuerdos de juventud, vino una constatación: aún después de las 10 horas de vuelo, ya no sentía más los dolores. En los días siguientes, anduvo por toda la ciudad, volvió a ver a los amigos, tomó ron y regresó, animado por la idea de aprovechar el buen momento de su vida para finalmente realizar el proyecto de filmar el documental.

Entendiendo el caso de Helio | ¿Qué es la lumbalgia?

Lumbalgia o lumbociatalgia es el nombre de la dolencia que le quitó las fuerzas a Helio y que afecta anualmente a millones de personas en el mundo. Esta es una de las formas posibles de la manifestación del popular "dolor de espalda" y consiste en la molestia que se siente en la parte baja de la columna, en la región lumbar, a veces irradiándose hasta el pie. Según la Organización Mundial de la Salud, el 80% de la población padece dolores en el tercio inferior de la columna en algún momento de su vida. Es una molestia muy común y que la mayoría de las personas ya lo sufrió o lo irá a vivenciar. Es esta también la mayor causa de quejas en los consultorios médicos en todo el mundo, lo que hace de esta dolencia uno de los problemas músculo-esqueléticos más frecuentes entre la población occidental.

Cuando se analiza su distribución, la lumbalgia es bien democrática: afecta de la misma manera a todas las etnias y afecta igualmente a hombres y mujeres, siendo más común entre personas obesas o que presentan vicios posturales, como movimientos inapropiados de curvatura o que sobrecargan músculos, tendones y ligamentos durante la torsión o levantamiento de peso. De acuerdo con los científicos, esta enfermedad ha llegado a proporciones endémicas en las sociedades industrializadas, se cree que por el aumento de la expectativa de vida y por la influencia del estilo de vida contemporáneo, una vez que tanto con el avance de la edad, como con los problemas posturales, estos se asocian al desarrollo de la patología.

Para comprender la lumbalgia y sus efectos, es importante tener en mente, como es el funcionamiento de la columna vertebral. Esta estructura, fundamental para el sostenimiento del cuerpo humano, se forma por el apilamiento de 24 huesos, las vertebras, que van desde el cuello hasta la región lumbar. Su función primordial es darle estabilidad y flexibilidad al cuerpo, permitiéndole quedar erecto y moverse en todas las direcciones. La última vertebra lumbar se relaciona hacia abajo con el hueso sacro, que a su vez está ligado al ilíaco (hueso de la cadera). Entre cada una de esas vertebras hay un disco intervertebral, pequeña pieza responsable de unir las vertebras y darles movimiento, lo que se logra gracias a su consistencia maleable, garantizada por un anillo fibroso exterior relleno de una substancia gelatinosa llamada núcleo pulposo. Cuando el organismo está saludable, el núcleo pulposo corresponde a dos tercios del área total del disco, sostiene más del 70% del peso recibido y el 90% de su estructura se compone de agua.

Siguiendo hacia el interior de la columna vertebral, encontramos ahí su parte más delicada. Esta aloja la médula espinal, incluyendo una red de nervios que conecta el cerebro al resto del cuerpo y es responsable de la transmisión de los impulsos sensoriales y motores. Por su complejidad, la columna vertebral es vulnerable a varias lesiones y desgastes, como distenciones musculares, problemas de ligamentos, rupturas de disco y pellizcamientos de nervios –este último, a causa del "dolor ciático" relatado por Helio.

Columna vertebral

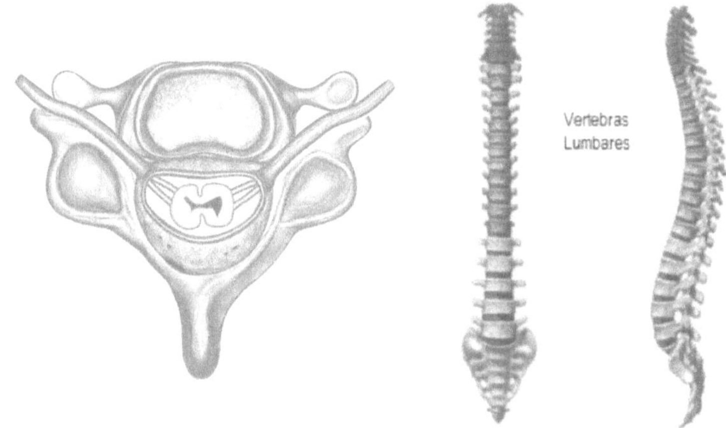

Cuando el dolor en la región lumbar aparece, muchas pueden ser las causas y los posibles diagnósticos, así como también serán variados los grados de intensidad de la molestia. Algunos pacientes experimentarán ligeras incomodidades, como dolores y ardores. Otros tendrán crisis más graves, con "bloqueos transitorios". En algunos casos, como el de Helio, la dolencia evoluciona tanto que llega a impedirle a la persona estar de pie y caminar. La mayor parte de los casos se caracteriza por dolor agudo, que aparece y desaparece de forma relativamente rápida, y que es causado por lesiones de músculos o ligamentos lesionados o inflamados. En los casos en los que los síntomas van y vuelven, el problema se describe como dolor recurrente que puede convertir el dolor crónico, en caso de persistir, hasta por tres meses o más.

La buena noticia es que alrededor del 60% de las personas que sufren de dolor lumbar, mejoran sus síntomas en hasta seis semanas, sin necesitar de tratamientos especializados. El dolor lumbar no específico responde bien a la combinación de analgésicos comunes, antinflamatorios y fisioterapia. Lo más importante es que la atención se concentre en período posterior al alivio, una vez que el común de los dolores regresen en aquellos pacientes que no inician un programa de actividades físicas regulares. Por eso es importante moverse. Lo ideal es formular, con la ayuda de un fisioterapeuta o de un educador físico, un plan para aliviar el dolor, aumentar la fuerza y mejorar la movilidad y la postura. Estos especialistas también pueden ayudar con consejos al paciente sobre como proteger la columna durante los movimientos, evitando futuras molestias.

En algunos casos, sin embargo, el dolor no desaparece únicamente con ejercicios, convirtiéndose en un problema crónico que puede llevar a disturbios del sueño, irritabilidad y pérdida de la calidad de vida, como sucedió con el simpático periodista de nuestra historia. Para evitar situaciones así, lo más recomendado es tratar precozmente el dolor agudo, sin esperar mucho tiempo para buscar un médico especializado. Convivir con aquel "dolorcito de espalda" no es normal y puede llegar al agravamiento de la situación. Además de eso, el intento de tolerar la molestia, muchas veces viene acompañado por otro habito perjudicial: el uso continuo e indiscriminado de analgésicos, antinflamatorios o relajantes musculares. Ese abuso es muy común entre personas que optan por la automedicación en la fase aguda o crónica de la lumbalgia. La facilidad de acceso a ciertos medicamentos "vendidas en la farmacia sin receta" puede dar la impresión de que no hay riesgos con su uso, cosa que no es verdad. El aumento de las dosis para intentar proporcionar alivio puede llevar a uno de los numerosos efectos del etéreo de esos medicamentos, afectando al riñón, el hígado o estómago. Por eso, cualquier cuidado es poco a la hora de medicarse.

Cómo diagnosticar la hernia discal u otros problemas de columna

Hasta ahora, no hablamos sobre lo que diferencia la lumbalgia de la lumbociatalgia de las demás lumbalgias. Marcar esa diferenciación es importante para el diagnóstico. La lumbalgia es el dolor que ocurre en la región del tercio inferior de la columna, sin irradiación, más específicamente entre las vertebras L1 y L5. En algunos pacientes como ocurrió con Helio, el dolor de la lumbalgia se irradia hacia el pie, generando la lumbociatalgia. En esos casos, el dolor del nervio ciático puede venir acompañado por algunos espasmos musculares. Sea lumbalgia o lumbociatalgia, el arma más preciosa para el diagnóstico es justamente el examen clínico. El paciente debe ser examinado en las tres posiciones: sentado, acostado y de pie. En cada una de ellas, las estructuras de la columna se deben palpar y se realizan pruebas neurológicas.

Como una manera de complementar la hipótesis diagnóstica preexistente, se pueden hacer exámenes de imagen, como rayos x, la tomografía computarizada y la resonancia magnética. Entre tanto, es necesario enfatizar que estos test son complementarios, pues muchas veces los cambios en los discos y en otras estructuras de la columna vertebral, no aparecen en las imágenes. Además de eso, aún en los casos en los que existe protrusión en los discos vertebrales, no hay una relación clara entre su extensión y el dolor sentido por el paciente. En diferentes ocasiones, la resonancia magnética muestra alteraciones importantes, pero los pacientes son completamente asintomáticos, o, por el contrario, pequeñas degeneraciones o deshidrataciones discales pueden ser fuente de dolores fuertísimos.

De acuerdo con estudios sobre el asunto, apenas en el 15% de las lumbalgias o lumbociatalgias es posible encontrar una causa específica para el surgimiento del problema. Esto ocurre justamente por la dificultad en hacer una correlación fidedigna entre los hallazgos clínicos y los de la imagen. Así, lo mejor es tratar el dolor como la propia dolencia, en vez de restringirse a buscar la causa en exámenes y más exámenes caros y sofisticados y, algunas veces innecesarios. Sobre los orígenes del dolor lumbar, hay tres grandes grupos de factores desencadenantes del problema:

Dolor no específico: no hay evidencia de síntomas radiculares o de enfermedad sistémica que cause la molestia. Corresponde a la mayor parte de los casos de lumbalgia y tiene como una de las causas, la sobrecarga. Como ejemplos se pueden mencionar, la distención, la tensión muscular y la dege-neración del disco. El dolor discogénico lumbar, causa más común de la lumbalgia crónica, con tasas que varían entre el 30% y el 60% de todos los casos, también hace parte de ese grupo. Tiene como peculiaridad el hecho de que la molestia puede irradiarse hacia los miembros inferiores, normalmente empeorando el sufrimiento durante la realización de movimientos.

Dolor específico: existe una enfermedad claramente identificada como la causa del dolor. Los ejemplos son las infecciones, los tumores, las hernias discales y los dolores asociados a radiculopatía, estenosis espinal y fracturas de columna.

Dolor lumbar como dolor referido: no tiene su origen en las estructuras anatómicas de la columna, sino en los órganos localizados en la cavidad abdominopelvica (órganos del aparato reproductor, de las vías urinarias o del sistema digestivo). Se trata por lo tanto, de una sensación dolorosa transmitida debido a la proximidad de la vía nerviosa.

Dolor en la espalda y envejecimiento: Los diferentes problemas de columna están asociados a cada grupo etario y, a medida que los años avanzan, es necesario redoblar la atención (Ver cuadro). Esto sucede porque el envejecimiento provoca alteraciones importan-tes en los tejidos de esa región, en especial en los discos intervertebrales, lo que puede llevar a la aparición de dolores. Como fue dicho anteriormente, el dolor de espalda está fuertemente relacionado con la degeneración del disco intervertebral. Esa estructura es la primera en degenerar el tejido musculo esquelético, con las primeras perdidas habiendo sido observadas aún durante la adolescencia, alrededor de entre los 11 y los 16 años.

Y sin embargo, después, a los 30 años el núcleo pulposo acentúa el proceso natural de deshidratación. Para tener una idea, a los 70 años el porcentaje de agua en la constitución celular de ese tejido cae desde el 90% al 65%, lo que ocasiona una drástica reducción en la capacidad de que el núcleo pulposo soporte la carga. El peso pasa entonces a recaer sobre las articulaciones posteriores, creando un estrés biomecánico que será compensado por el organismo por medio del crecimiento del hueso. Aunque sea una consecuencia natural del envejecimiento, en algunos casos es reequilibrio puede no ocurrir de manera adecuada, teniendo como consecuencia la no aparición de la estenosis lumbar. Este fenómeno se caracteriza por el estrechamiento del canal vertebral, generando compresión de las raíces nerviosas y, como consecuencia, dolor.

El dolor de espalda según la edad

Edad	Problemas más comunes
Menor de 10 años	Dolores musculares (causados por maletines pesados) mielimeningocele, osteoblastoma, leucemia, cifosis congénita o escoliosis.
Adolescente	Mala postura, dolores naturales y escoliosis.
Segunda década	Lesiones del disco intervertebral (protrusión discal central, lesión del disco por esguince o postraumática).
Tercera década	Hernia o degeneración discal.
Cuarta década	Hernia o degeneración discal, espondilitis con dolor radicular.

Edad	Problemas más comunes
Quinta década	Degeneración discal, hernia discal, tumores metastásicos o dolor facetario.
Sexta década o más	Estenosis del canal medular de generación discal, hernia discal, inestabilidad vertebral o tumores metastásicos.

Factores de riesgo para el desarrollo de la lumbalgia

→Gen →Obesidad →Disminución de la fuerza de los músculos del abdomen →Sedentarismo →Alteraciones estructurales de la columna como escoliosis e hipercifosis →Embarazo →Traumatismos causados por actividad repetitiva y deportes violentos o competitivos →Problemas posturales causados por largas jornadas de trabajo en el computador o almohadas y colchones inadecuados, entre otras razones.

Cómo tratar la lumbalgia

No hay manera de hablar del tratamiento de la lumbalgia sin citar la importancia de los métodos no farmacológicos (y, por eso, tendremos una sección de ahora en adelante, dedicada solamente a explicar los usos de la fisioterapia en este tipo de dolor). Estos son fundamentales, especialmente en el tratamiento de los casos más comunes, que son aquellos en los que la enfermedad tiene un origen mecánico. Para estos pacientes, la regla de oro es tener al movimiento como aliado y evitar periodos largos de reposo, ya que, así Helio, la mayoría de los pacientes con dolor crónico desarrolla una tendencia al sedentarismo, evitando ejercitarse debido al recelo que tiene de aumentar los dolores. Aunque parezca lo mejor que pudiera hacerse, esa medida tiene el efecto opuesto: intensifica aún más el sufrimiento.

Le corresponde, por lo tanto, al equipo médico ayudar al paciente a retomar la confianza en su capacidad de moverse. Dos aliadas en este proceso, son la fisioterapia y la práctica de ejercicios. En el caso de Helio, la opción fue combinar la natación y ejercicios de musculación, pero lo que los estudios muestran es que diferentes actividades físicas pueden ofrecer buenos resultados, como la hidrogimnasia y la caminata. Lo importante, ciertamente es mantenerse activo y en movimiento.

En aquellos casos en los que son necesarios los medicamentos, pequeñas dosis de antidepresivos podrían estar indicadas ya que estos son capaces de reducir el insomnio y de ayudar al organismo a responder al tratamiento del dolor crónico. Algunos anticonvulsivantes también pueden ser útiles en el caso de dolores neuropáticos radiculares. Se indican dosis más altas de antidepresivo solamente en el caso de que haya una detección de algún cuadro depresivo asociado, como sucedió con Helio, cuyo sufrimiento físico prolongado terminó llevándolo a sufrir una depresión. La automedicación, como vimos, además de no ayudar a controlar el dolor, puede empeorar la salud del paciente.

La medicina intervencionista del dolor

Este es un tema que ha ganado cada vez más espacio en el control del dolor crónico. La medicina intervencionista del dolor se dedica tanto al diagnóstico, como al tratamiento de dolores agudos y crónicos, utilizando principalmente técnicas mínimamente invasivas realizadas por medio de agujas posicionadas estratégicamente en puntos definidos por medio de exámenes de imagen. La principal ventaja de estas intervenciones es el bajo riesgo, ofreciendo poca morbilidad y rápida recuperación al paciente. Los dos procedimientos principales para los casos de lumbociatalgia son:

Bloqueo peridural transforaminal: Consis-te en la inyección peridural de anestésico y antinflamatorio, accediendo directamente al nervio responsable del dolor. Guiado por la radioscopia, se puede encontrar exactamente la salida de un nervio localizado en una abertura llamada foramen (por eso el nombre de inyección transforaminal) y, de esa manera, posicionar la aguja para inyectar el medicamento en un espacio peridural específico, por ejemplo en L5-F1, como en el caso del paciente Helio.

Infiltración muscular: Se trata de la inyección de anestésico de acción local sobre un músculo adolorido. Cuando los haces musculares son superficiales, pueden ser palpados para localizar los puntos gatillo, sobre los cuales será posteriormente, realizada la infiltración. Cuando los músculos involucrados en el dolor son profundos, como en varios casos de dolor lumbar, se localizan primero a través de una imagen radiológica, con la posibilidad de realizar una inyección de contraste para la confirmación del objetivo o por medio de ultrasonido.

Otros puntos lumbares pueden ser bloqueados a través de la medicina intervencionista, entre ellos, las articulaciones facetarias, las articulaciones sacros iliacas y el disco inter-vertebral, dependiendo de cada caso.

Cirugías de columna, ¿cuándo?

Las cirugías de columna están indicadas para aquellos casos en los que existen deficiencias neurológicas, como por ejemplo, la pérdida de fuerza muscular. Cuando la queja es dolor, la recomendación es explorar todas las otras opciones antes de decidir una cirugía de columna, ya que este es un procedimiento costoso y arriesgado. Para un paciente que recibió la indicación de una cirugía en esa zona, lo mejor es pedir una segunda o inclusive una tercera opinión médica, aún en los casos de procedimientos más comunes, como la laminectomía, la discectomía, la foraminotomía, la fusión vertebral y la artrodesis.

La fisioterapia en el tratamiento de las lumbalgias

Es difícil hablar de tratamientos para la lumbalgia, sin citar a la fisioterapia como una de las principales aliadas. Esta opción, normalmente usada junto con otras, garantiza buenos resultados al paciente, ayudándolo a corregir posibles problemas de postura relacionados con la aparición de la enfermedad. Por lo general, los métodos fisioterapéuticos vienen acompañados por técnicas analgésicas, que pueden hacerse usando calor o frio para aliviar el dolor. Son varias las alternativas: el calor superficial puede ser obtenido con bolsas de agua caliente o almohadas termoeléctricas, por ejemplo. Ya el calor profundo se produce con ultrasonido u ondas cortas. Para obtener la sensación de frio, se pueden usar bolsas de hielo , sprays de vapor frio he inmersión en el hielo. Otras fuentes de analgesia son la estimulación eléctrica nerviosa transcutanea (TENS) y el laser. Un buen procedimiento analgésico es fundamental para garantizar el éxito de los ejercicios que veremos a continuación.

Comenzando por la estabilización lumbar, esta puede ser hecha por medio de movimientos que promueven el fortalecimiento de los músculos responsables de darle estabilidad a esa región de la columna, como los músculos transversos del abdomen, el perineo y los multífidos. Al darle más fuerza a esas estructuras musculares, la columna se hace más fija, disminuyendo los riesgos de lesiones y de dolor por exceso de morbilidad local. Algunas de las técnicas a ser usadas, son los pilates, ejercicios con el estabilizer (equipo que registra las alteraciones de presión, detectando el movimiento de la columna) y el biofeedback electromiográfico (aparato que, por medio de electrodos, capta la electromiografía de un músculo específico) entre otros. La hidroterapia también es muy usada, ya que al mismo tiempo que relaja la musculatura, disminuye la sobrecarga sobre las articulaciones, facilitando la realización de los ejercicios. En las figuras podemos ver algunos ejemplos de estabilización lumbar.

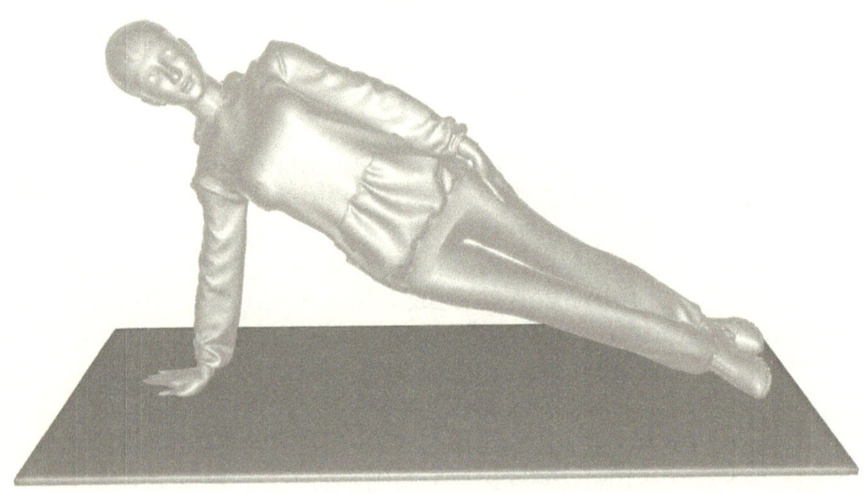

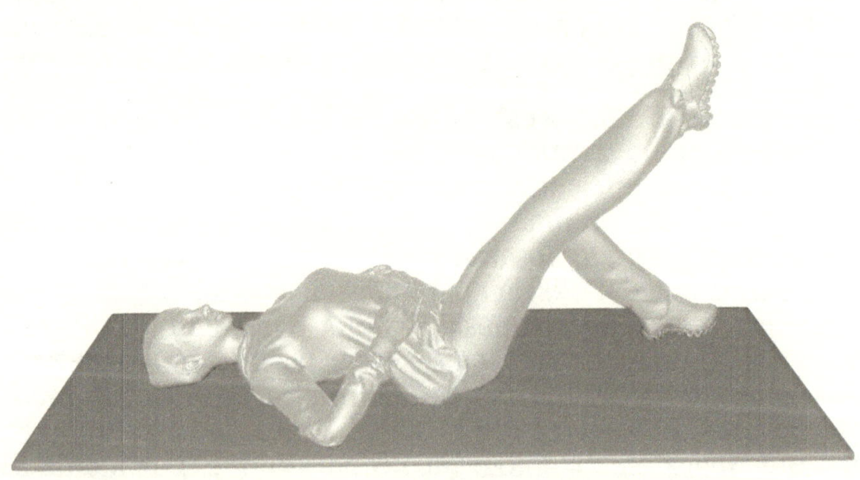

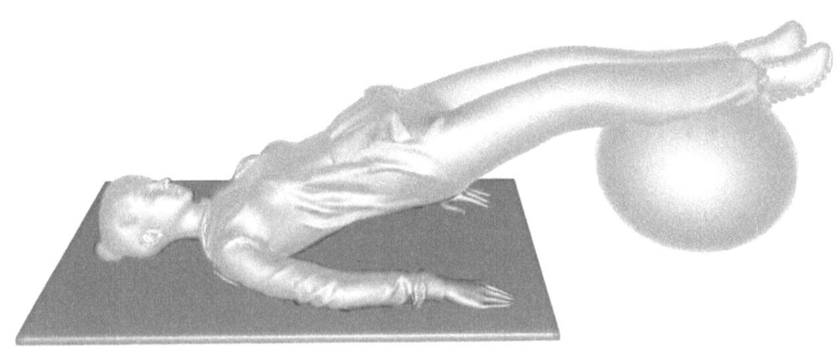

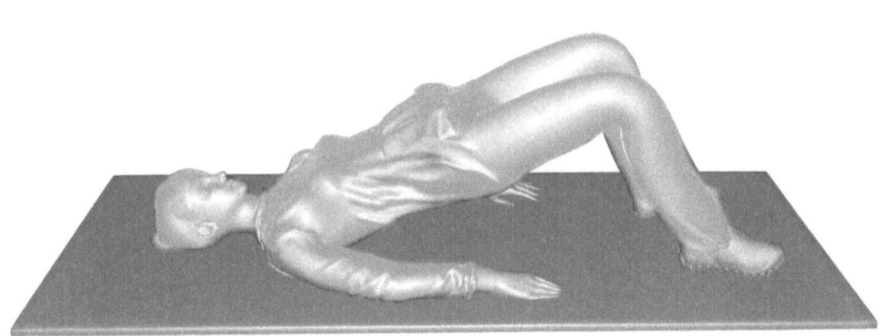

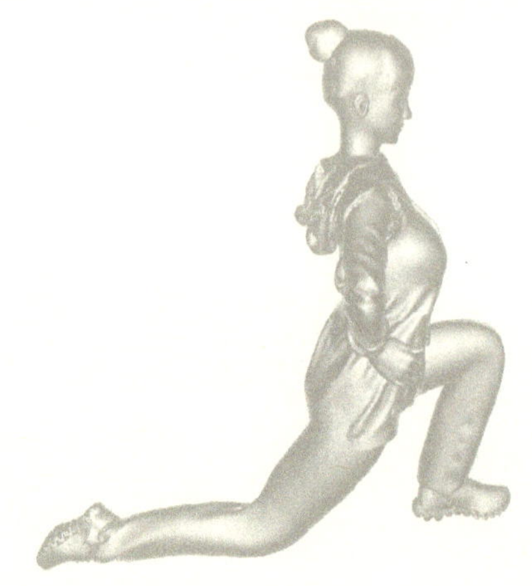

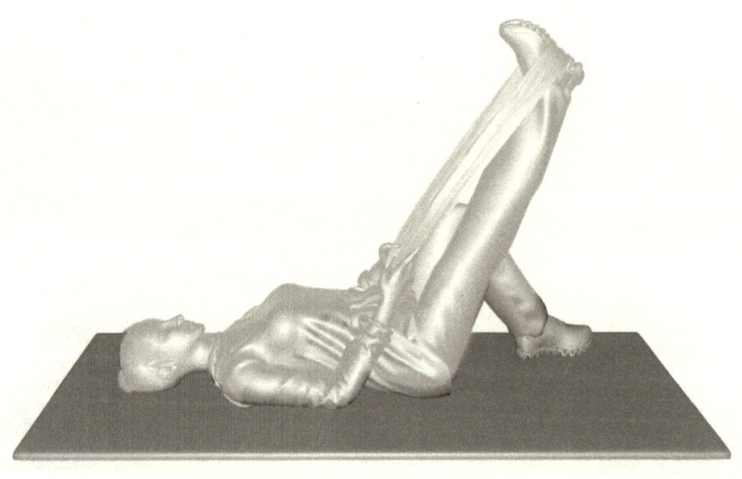

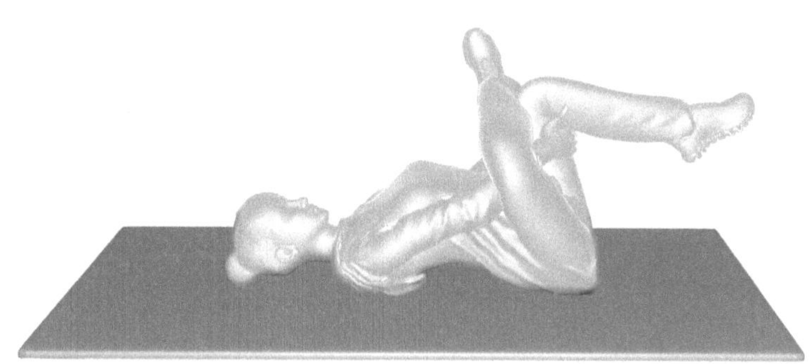

El abordaje fisioterapéutico para la lumbalgia, entre tanto, no se resume únicamente en ejercicios. Otra línea fundamental de acción, son las orientaciones posturales y de ergonomía, que tienen como uno de sus principales frentes la higiene del sueño, es decir, la corrección de las posturas usadas por el paciente durante la noche, de manera que su cuerpo quede en equilibrio, sin sobrecargar el sistema músculo esquelético. Para aquellos que prefieren dormir en posición lateral, el truco está en optar por una almohada que respete la altura del hombro, dejando la parte cervical alineada con el resto de la columna. Los brazos no deben quedar encima del nivel de los hombros. Otra almohada complementaria se puede usar al lado del cuerpo, para alinear toda la columna, haciendo un apoyo para el brazo y para la pierna que están encima.

Ya para quien prefiere dormir con el estómago hacia arriba, la almohada debe estar más baja, para dejar la zona cervical en posición neutra. Una almohada debajo de las rodillas también debe usarse para relajar la zona lumbar alineando mejor toda la columna (Ver imagen).

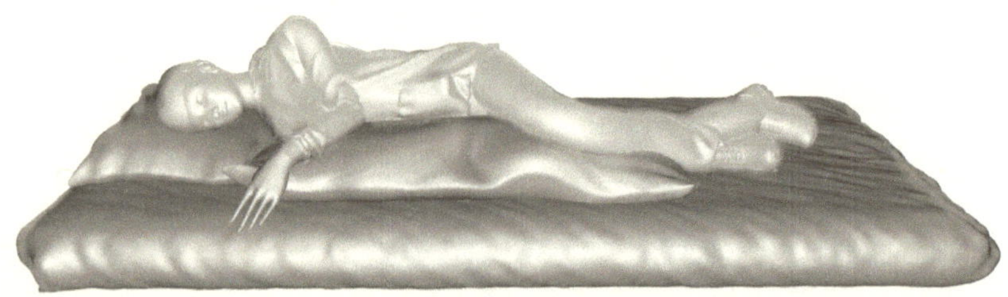

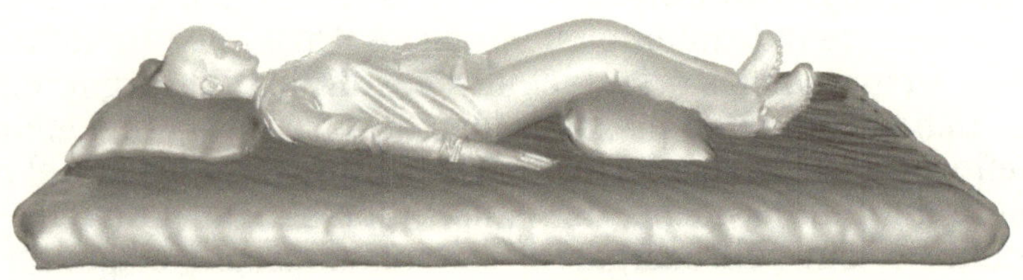

Además de la cama, otro foco importante para las orientaciones posturales y de ergonomía es el espacio de trabajo. Los principales cuidados en este ambiente, sirven para evitar posturas inadecuadas, los movimientos repetitivos y los períodos superiores a dos horas en la misma posición. Levantarse para buscar agua y hacer un pequeño elongamiento de los miembros superiores (Ver imagen) son maneras de ayudar a preservar la salud de la columna.

108

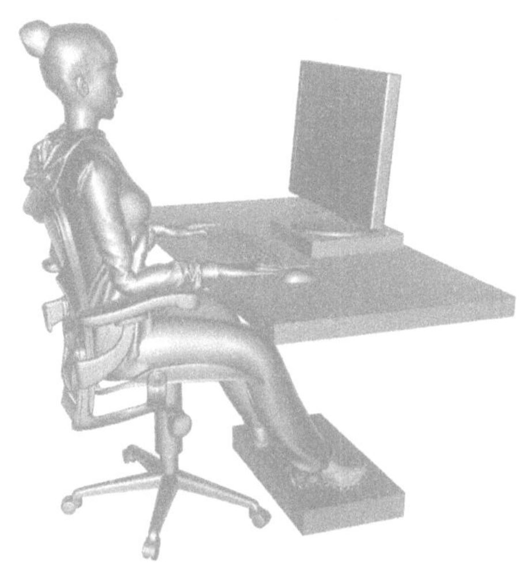

Haz elongamiento diariamente

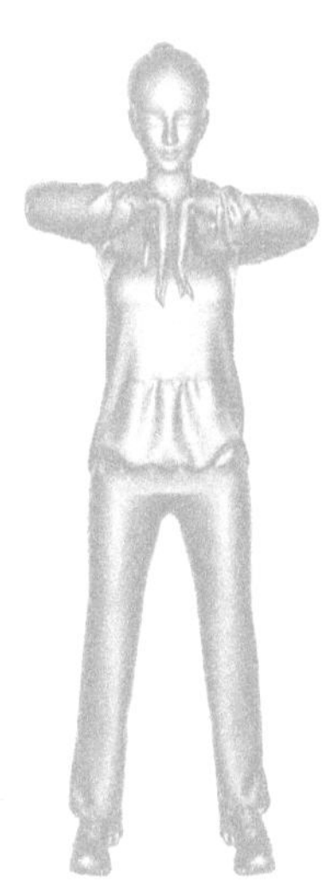

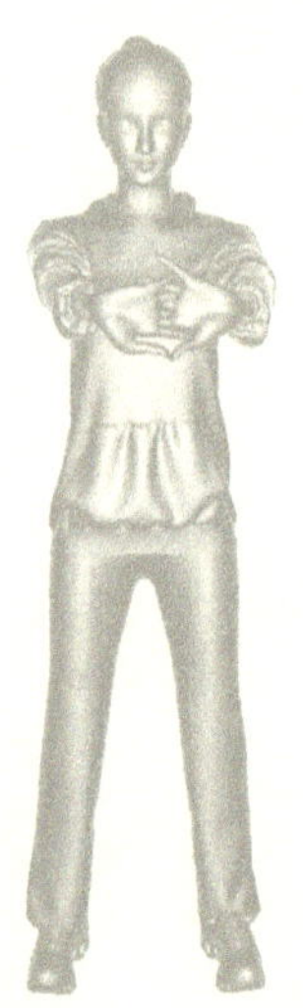

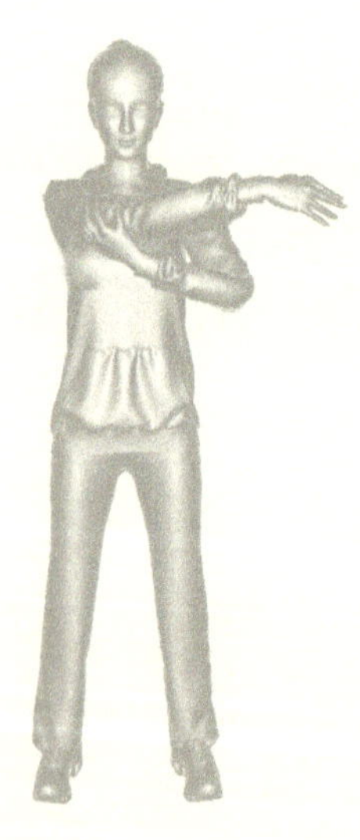

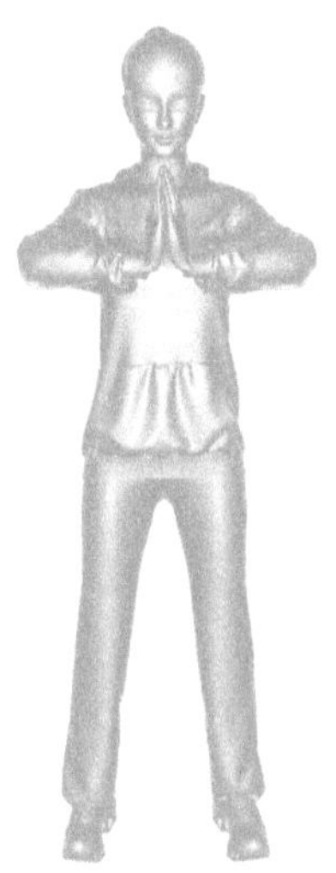

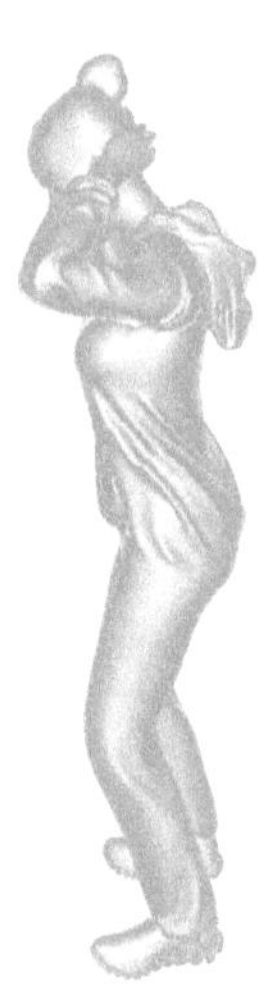

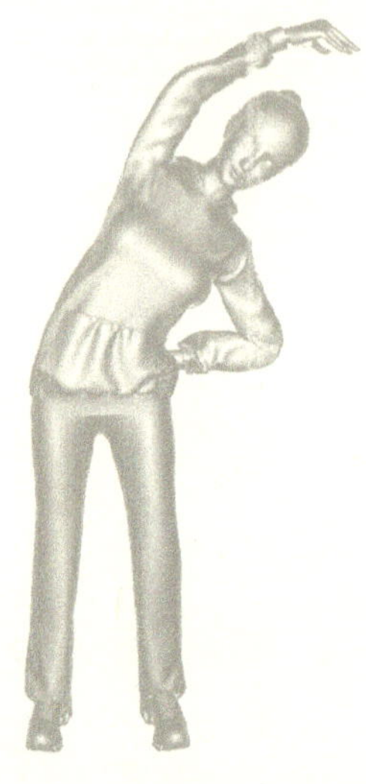

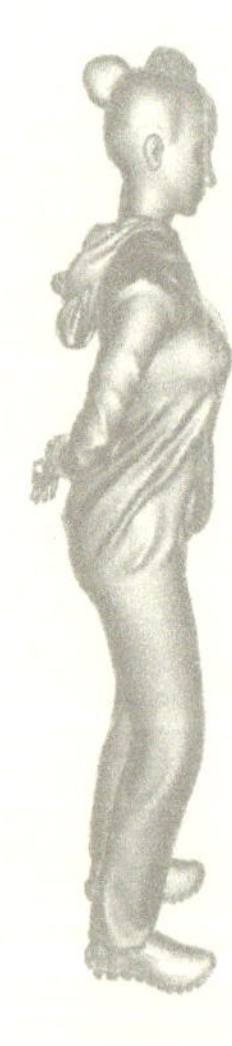

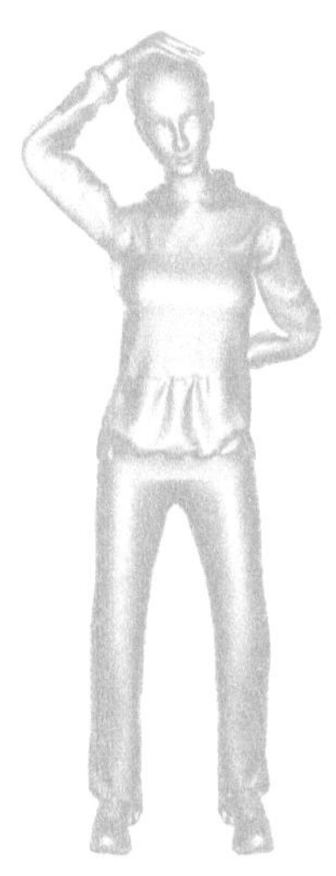

Para quien permanece mucho tiempo sentado frente a un computador, hay una serie de recomendaciones que deben ser observadas. El monitor debe de estar a una altura en la cual los ojos estén alineados con la parte superior de la pantalla. La silla necesita tener un apoyo lumbar, dejando la articulación de la cadera en un ángulo cercano a los 90% y la persona tiene que sentarse sobre los huesos isquios (que son los huesitos que tenemos laterales a la nalga). El antebrazo debe de estar apoyado, manteniendo un ángulo aproximadamente de 90% y los codos a la altura de la mesa, de manera que los puños queden en posición neutra para la digitación. Los pies tienen que estar apoyados, dejando las rodillas en flexión de 90% y sin comprimir la fosa poplítea (la parte de atrás de la rodilla) evitando así la hinchazón de los miembros inferiores (Ver imagen).

Otros cuidados diferentes, también deben ser tenidos en cuenta en el ambiente doméstico. A quien le gusta la jardinería, como es el caso del personaje de este capítulo, puede usar un banquito bajo para sentarse mientras maneja la tierra o tener cuidado de hincarse siempre doblando las rodillas. Para cargar cosas pesadas, el consejo es siempre mantenerlas lo más cercanas posibles al cuerpo y, en el caso de bolsas dividirlas entre ambas manos. Para tomar algo de una parte alta, el mismo banquito pequeño se puede usar para facilitar el acceso sin muchas piruetas. Ya para el trabajo de pie, en andamios o escaleras, se debe estar lo más cercano posible y el banquito puede usarse nuevamente para iniciar apoyando uno de los pies. A la hora de ver televisión, la columna debe mantenerse siempre lo más recta posible, con el apoyo de la zona lumbar y los pies. Un cuidado semejante se debe tomar al conducir, situación en la cual también es importante apoyar la cabeza y mantener siempre las rodillas y los codos en flexión leve. Inclusive la caminata puede ser perfeccionada para evitar el dolor lumbar. La recomendación es caminar manteniendo siempre la visión abierta hacia el horizonte, pisar usando toda la planta del pie, como si esta fuese una rueda, y respirar usando toda tu capacidad. La columna ciertamente agradece todas esas alteraciones en la rutina.

Para una buena noche de sueño

- *Evita bebidas estimulantes 3 horas antes de dormir, como café, te negro, gaseosas o bebidas alcohólicas.*

- *Mantén la regularidad en los horarios de dormir y de levantarse.*

- *Ve a la cama solo cuando estés con sueño. No la utilices para leer, trabajar o estudiar.*

- *Duerme en un lugar confortable, silencioso y sin mucha luminosidad.*

- *La cama debe ser cómoda, con colchón y almohada adecuados y tendidos de calidad.*

- *Evita ver televisión en el cuarto pues esta actúa como un estímulo que puede interferir en el sueño.*

- *No realices ejercicios muy intensos durante la noche, pues estos aceleran el organismo en un momento que debe ser de descanso.*

- *No comas mucho durante la cena, ya que la digestión se reduce bastante mientras se duerme.*

- *Nunca tomes medicamentos para dormir sin prescripción médica.*

Consejos

- *En general el reposo es nocivo para el tratamiento de la lumbalgia. Mantener una rutina de actividades debe ser una prioridad durante el tratamiento.*

- *En los casos crónicos, es muy importante que el paciente tenga a su disposición un equipo multidisciplinario compuesto especialmente, por un médico, un fisioterapeuta y un psicólogo.*

- *Los exámenes de imagen pueden ser traicioneros durante el diagnóstico de la lumbalgia, pues muchas veces no serán suficientes para mostrar la causa del dolor.*

- *Las cirugías en la columna no son un procedimiento patrón para los casos de dolor. Por el contrario, para el alivio de la incomodidad hay otros métodos innumerables, de preferencia y que deben intentarse inicialmente, por ejemplo, las técnicas de medicina intervencionista del dolor.*

Fibromialgia

5 | Dolor desde el pelo hasta el dedo gordo del pie

Entre risas la profesora pensionada Lúcia anuncia: "Hasta el fin de año mi maleta y yo vamos a entrar en un avión y viajar". A sus 61 años, la afirmación es más que un deseo. Es una señal de superación de los tiempos difíciles vividos por Lúcia en último para de años.

Mientras habla de los planes, le anima el recuerdo de su último viaje al exterior, con su esposo. "Fuimos a Nueva York. Desayunábamos y salíamos a conocer la ciudad. Caminábamos todo el día hasta el anochecer". El paseo fue bonito a pesar del momento complicado en la vida de la profesora. A diferencia de tantos otros viajes anteriores, este tenía como punto de partida un momento de luto. Meses antes del embarque, en mayo de 2010, ella había perdido a su padre. Tomar un avión y cruzar el continente fue la sugerencia de su marido, que, conociendo el gusto de la mujer por los viajes, le pareció oportuno hacer el viaje como una manera de superar ese momento de tristeza.

Lúcia había vivido los últimos 6 meses inmersa en una dura batalla diaria contra la enfermedad de su padre, Jorge. Hija única, enfrentó sus propios límites para cuidar de su progenitor. Ella era la responsable de darle toda la asistencia necesaria: comida, baño, medicamentos. Sería una situación usual –la hija que cuida de su padre enfermo– si no fuera por un detalle: la propia Lúcia es portadora de una enfermedad crónica, la fibromialgia, que ya la afectaba hacía más de 14 años. El síndrome que atormenta a mujeres, en su mayoría, en edad promedio como Lúcia, causa dolores intensos por todo el cuerpo. La medicina aún no ha logrado descubrir exactamente lo que hace que el problema se manifieste, ni hay curas posibles. Lo que sí, ya se sabe, es que hay maneras de aliviar el sufrimiento, lo que la mayoría de pacientes, así como la profesora pensionada, tardan en descubrir.

Mientras cuidaba de su padre, Lúcia sublimó los dolores. No quería demostrar debilidad ante su padre enfermo. Cuando el se fue, entretanto, todo regresó mucho más intenso y generalizado que de costumbre. "Brazo, antebrazo, mano, piernas, dolía todo. Era una cosa horrorosa. Eran varios puntos de dolor esparcidos por todo el cuerpo", recuerda. Una versión mucho peor de la molestia que sentía desde hacía varios años. Los primeros síntomas de fibromialgia llegaron a finales de la década de 1990, poco después de haberse pensionado. Comenzó con un dolor en el hombro izquierdo, que después se desplazó hacia el cuello y luego a la espalda. Finalmente, el nervio ciático (nervio principal de los miembros inferiores) fue el afectado, transmitiéndole el dolor a las piernas y a los pies. Tanto dolor diseminado por el cuerpo terminaba resultando en una molestia más: dolor de cabeza. Sumados a la fibromialgia, aún había cinco hernias discales más que le quitaban la paz a Lúcia. Aún con todo esto, ella nunca dejó de viajar ni de cuidar a su nieto. Se acostumbró a vivir así, enfermiza. Solo después de la muerte del padre, cuando su estado de salud empeoró significativamente, ella se dio cuenta de que necesitaba buscar ayuda médica. Le dolían tanto las articulaciones que ya no le era posible caminar sola. Necesitaba de la ayuda del marido para casi todo: para ir al baño, para salir de la cama, para ir a la calle. "El era mi bastón", bromea Lúcia.

Los recursos que ella usaba antes, también dejaron de surtir efecto. Ni los remedios, ni los masajes, ni el shiatsu –que por mucho tiempo fueron sus aliados– lograban proporcionarle alivio. "Antes, todo eso me ayudaba mucho. Después pasó a tener éxito solo en el momento e, inmediatamente después, todo

120

regresaba. Tan pronto el masajista salía de mi casa, yo necesitaba de el nuevamente", recuerda.

Sin ninguna mejoría en su cuadro, Lúcia fue en busca de nuevos médicos y tratamientos. Entró en una crisis de incomprensión e incredulidad. "Tuve un fisiatra que, un día me pidió que yo me saliera de la sala, llamó a mi marido y le dijo que todo lo que yo relataba era invención mía", recuerda. Lúcia sentía la necesidad de, por lo menos, encontrar a alguien que reconociera sus dolores para que así existiera la posibilidad de un tratamiento.

Fue por casualidad que, un día, ella encontró lo que buscaba. Descubrió un examen, la termografía, que mide la emisión de la radiación infrarroja del cuerpo. A diferentes temperaturas, aparecen colores distintos, formando una especie de Mapa en el cual es posible identificar cuales tejidos están registrando actividad inusual. Cuando vio el mapa de colores de su cuerpo, Lúcia logró, por primera vez, materializar lo que sentía. En la imagen, aparecía cada uno de los puntos de dolor. "El examen detectó todo lo que me molestaba y lo que los médicos anteriores no lograban ver", cuenta Lúcia. Ver el dolor así, ilustrado, no curó a la profesora (aún tenía reservada una larga caminata para controlar la dolencia), pero tuvo una certeza, no era cosa de su cabeza. Muy por el contrario, la propia especialista que seguía a Lúcia le comentó con sorpresa lo que mostraba la termografía. "Ella dijo que nunca había visto tantos puntos de dolor en un mismo examen", comenta Lúcia, entre risas, recordando la reacción de la mujer.

Ante el diagnóstico de fibromialgia construido con la ayuda del examen, se le sugirió un tratamiento hasta entonces desconocido por ella: las infiltraciones anestésicas musculares. Ese procedimiento es usado cuando el dolor es causado por un exceso de actividad en el músculo. Es entonces cuando se aplica una dosis de anestésico sobre el, para que "relaje" y, de esta manera disminuya el dolor. Se hicieron dos infiltraciones en Lúcia, casi que simultáneamente: la primera en la región lumbar, y, una semana después, otra en la columna cervical. Los efectos experimentados fueron completamente opuestos. La infiltración lumbar solo empeoró la situación: por estar muy tensa y nerviosa, ella comenzó a sentir mucha molestia aún durante la realización del procedimiento. Ya en la columna cervical, la aplicación fue tranquila y alivió mucho los dolores que sentía. Debido a la diferencia de resultados, seis meses después Lúcia repitió el procedimiento, pero únicamente en la columna cervical. Esto ayudó a soportar el dolor, pero no la liberó del problema. Las visitas de los dolores en otras partes del cuerpo continuaban constantes e incómodas.

Como en otras ocasiones, sin embargo, ella concluyó que los dolores hacían parte de su vida y era necesario aceptarlas. Solamente cambió de idea cuando escuchó la historia de un amigo de la familia, un médico, que después de sentir dolores en la columna, se bloqueó completamente. Sin lograr ni siquiera caminar, el buscó a una especialista en dolor, quien le aplicó una inyección y logró volver a caminar. Cuando Lúcia oyó esta historia, esto quedó dando vueltas en su cabeza: ella, que hacía más de una década lidiaba diariamente con los dolores, necesitaba ir a la misma médica a recibir la famosa "inyección mágica". "Bromeaba en casa con mi marido y mis hijos, que ellos me tenían que dar una consulta como regalo", cuenta. Tanto perseveró Lúcia que consiguió la consulta y, al inicio de 2012, finalmente conoció a la especialista en dolor que había tratado a su amigo. Inmediatamente, en el primer encuentro, sin embargo, la doctora le advirtió a Lúcia que no existía magia que la pudiera curar de un día para otro. Lo que si sería posible, era reducir y controlar los dolores, pero para eso ella tendría que seguir todas las orientaciones al pie de la letra. La doctora lo dejó bien claro: para aliviar los síntomas de la fibromialgia, el 50% de la responsabilidad era del equipo médico. El otro 50% venía del empeño de ella como paciente.

Aún sin ningún truco de magia, Lúcia aceptó el reto. El primer paso fue el cambio de todos los medicamentos que estaba habituada a tomar. El resultado fue positivo. Con las nuevas medicinas, la molestia estaba bastante disminuida. "Hasta antes de consultar a la doctora, yo estaba medicada pero estaba bloqueada. Ya estaba muy en el fondo del pozo. No tenía ganas ni de vestirme, ni de conversar con mis amigas. En algunas ocasiones, recibía alguna visita y le pedía a esa persona que se fuera porque me estaba sintiendo muy cansada", recuerda. En los meses que antecedieron al nuevo tratamiento, el desanimo era tanto que hasta decidió cancelar un tradicional evento en su casa: la cena de navidad. Todos los años ella se reunía con sus dos hijos, el nieto, la nuera y el marido para la cena.

Ella misma decoraba la casa, con luces y adornos y se encargaba del menú. "Mi apartamento es todos los años, el más iluminado de la calle", se enorgullece. En 2011, no obstante, le faltaron fuerzas a Lúcia y su casa permaneció apagada durante las fiestas de fin de año. No hubo Luz, no hubo arreglos navideños ni árbol de navidad. Los hijos fueron a visitar a su madre, pero esta vez ella no estuvo en la cocina, ni preparó la cena. No tenía fuerzas para eso.

Esa fue la realidad que se convirtió en pasado cuando Lúcia decidió aceptar el desafío de comenzar un nuevo tratamiento. Además de los medicamentos nuevos, recibió la orientación para cumplir una agenda de actividades complementarias. Clases de yoga, sesiones de acupuntura y de masajes y consultas a la psicóloga pasaron a ser parte de la rutina de la profesora. Poco a poco ella comenzó a retomar el ritmo y el ánimo y fue reconquistando su vida. Desde que las crisis dolorosa se había agravado, Lúcia había engordado diez kilos, resultado de la combinación de los medicamentos con la falta de actividad física. Ella, que siempre había practicado algún deporte, decidió abandonar las caminatas diarias debido al dolor. fueron las actividades complementarias las que la convencieron de que estaba, nuevamente en condiciones de ejercitarse.

Descubrió entonces un grupo de caminata para personas como ella, que sufren de dolor crónico, y decidió unirse al equipo. Los jueves y los sábados, Ella está siempre allá, con el grupo, para caminar por el Parque Ibirapuera, en São Paulo, bajo la mirada atenta de un profesor de educación física, un fisioterapeuta y una enfermera. "Ya estoy caminando tres kilómetros", celebra Lúcia, que no se conformaba con quedarse parada dentro de casa.

"Es muy bueno porque no soy yo quien se pone feliz con mis conquistas, ellos también. Más que la actividad física, es un grupo de ayuda que nos mantiene motivados para seguir adelante". El entrenamiento le ha dado confianza a Lúcia, que ya esta ensayando calzarse los tenis para ir más lejos. La próxima meta ya está definida: hacer las maletas, comprar un pasaje aéreo e ir a dar una vuelta por ahí, que el mundo es mucho más grande que cualquier dolor.

Entendiendo el caso de Lúcia | ¿Qué es la fibromialgia?

"Brazo, antebrazo, mano, pierna, dolía todo. Era una cosa horrorosa. Eran varios puntos de dolor esparcidos por todo el cuerpo". La descripción de Lúcia caracteriza bien la fibromialgia y el sufrimiento de quien desarrolla la enfermedad. Es común oír de esos pacientes la queja de que todo les duele, desde el pelo hasta el dedo gordo del pie. La fibromialgia es una dolencia crónica muy común, cuyo nombre viene de una combinación entre el término en latín "fibro" (de tejido fibroso) y las palabras griegas "myo" (músculo) y "algia" (dolor). Sus síntomas principales, como lo vimos en la historia de Lúcia, son el dolor muscular extendido, fatiga y la presencia de múltiples puntos sensibles por el cuerpo. Estos puntos sensibles están en lugares específicos como el cuello, los hombros, la espalda, las caderas y las extremidades superiores e inferiores. En esas áreas, por menor que sea la presión del estímulo recibido, el paciente siente un dolor insoportable e incompatible con el mismo. Esta molestia, junto con el cansancio, también generado por la enfermedad, no es raro que haga que la persona se sienta incapaz de ejecutar sus actividades diarias.

Otros síntomas frecuentes son las perturbaciones del sueño, rigidez matutina, dolores de cabeza, irritación intestinal, períodos menstruales dolorosos, adormecimiento u hormigueo de las extremidades del cuerpo, síndrome de las piernas inquietas, sensibilidad a la temperatura y problemas cognitivos o de memoria. Esta diversidad de signos, hace que la fibromialgia sea en realidad, definida como un síndrome, y no como una enfermedad. En la medicina, se entiende como síndrome un conjunto de síntomas y problemas médicos que tienden a suceder simultáneamente, pero que no están relacionados con una causa específica identificable, que es justamente lo que sucede en la fibromialgia.

Las causas de esta enfermedad son desconocidas y lo que se especula es que esta ocurra por una combinación de factores. Es común, por ejemplo, que el paciente asocie el desarrollo de la fibromialgia con un evento física o emocionalmente estresante o traumático, como un accidente automovilístico. En otros casos, el inicio aparece ligado a injurias a repetición o alguna enfermedad. Ya se observó, por ejemplo, la asociación entre la fibromialgia y el desarrollo de enfermedades autoinmunes, como la artritis reumatoide o el lupus. Aún existen pacientes en los cuales el problema parece suceder espontáneamente, sin tener relación con ninguna otra anomalía.

Esa falta de claridad sobre las causas y la diversidad de los perfiles en los pacientes, ha llevado a varios investigadores a buscar el origen de la fibromialgia en fallas en el funcionamiento del sistema nervioso central, específicamente en las áreas del cerebro y del cordón espinal, responsables del procesamiento del dolor. Otra línea de investigación muy importante para el entendimiento de la fibromialgia se ha dedicado a las raíces genéticas del síndrome. Para estos científicos, existen diferencias en el modo como los genes de una persona regulan su reacción a estímulos dolorosos. De esta manera, la fibromialgia podría explicarse por la presencia de 1 o más genes trabajando de forma diferente. Como resultado, el organismo de quien tiene la enfermedad reaccionaría de forma exacerbada al dolor, logrando identificar estímulos, de los cuales la mayor parte de las personas no logran percibir. Con todo esto, esos genes –si de hecho existieran- aún no han sido identificados.

Lo que se sabe actualmente es que la prevalencia de fibromialgia es mayor en mujeres (ellas representan entre el 80% y el 90% de los diagnósticos) y en personas de edad promedio. Conviene recordar que eso no significa que los hombres, mayores o niños no puedan ser afectados por el síndrome. Otra suposición relevante que viene siendo estudiada, es una cierta heredabilidad en la manifestación de los síntomas, con varios estudios que indican que las mujeres que tienen en su familia a alguien con fibromialgia, tienen más posibilidades de presentar la enfermedad. Sin embargo, una vez más la razón para que esto ocurra aún es desconocida.

Cómo diagnosticar la fibromialgia

Es raro que un paciente con fibromialgia reciba el diagnóstico de la enfermedad, desde el primer especialista que busca. Esto sucede porque algunos de los síntomas principales de este síndrome –el dolor, las alteraciones del sueño y la fatiga– son comunes en otras diferentes dolencias.

Por eso, los médicos tienen que descartar primero otras causas potenciales de estos síntomas antes de lograr emitir el diagnóstico de la fibromialgia. Otro problema es la ausencia de pruebas de laboratorio que indiquen una razón fisiológica para el dolor, o que lleve a algunos médicos a concluir equivocadamente que el dolor del paciente no es real, como le sucedió a Lúcia. Un especialista familiarizado con el síndrome, no obstante, puede hacer un buen diagnóstico, basándose en algunos criterios bien establecidos.

En primer lugar, se debe observar si hay una historia de dolor extendido con una duración de más de tres meses y la presencia de puntos sensibles. Para ser considerado extendido, el dolor debe afectar a los cuatro cuadrantes del cuerpo, es decir, se debe sentir en ambos lados (derecho e izquierdo) así como arriba y debajo de la cintura. Otro criterio es aquel en el que la persona tenga, por lo menos, 11 puntos sensibles, de los 18 anotados (Ver figura). Es común que el paciente de fibromialgia sienta dolor en otros lugares además de los destacados en la figura, con muchos describiendo la molestia como "un dolor que va desde el pelo hasta el dedo gordo del pie".

Diagrama de los puntos sensibles en la fibromialgia

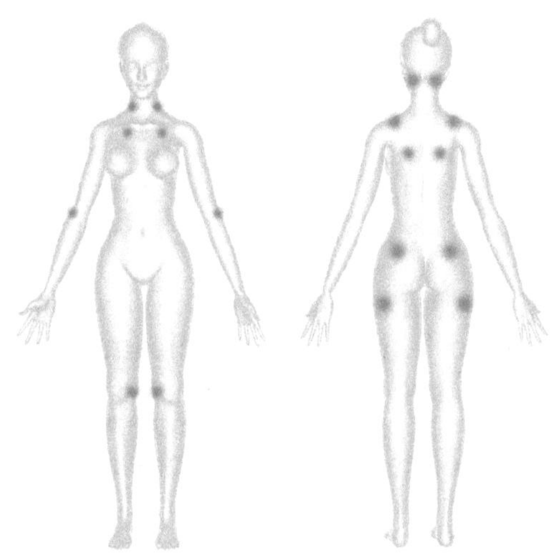

La termografía infrarroja, como la que le fue realizada a Lúcia, también puede contribuir al diagnóstico. Las alteraciones psicológicas, que no es raro que ocurran asociadas a la fibromialgia, muchas veces conllevan a errores diagnósticos y aún a la negación de la enfermedad, por parte de los médicos menos familiarizados con esta patología. Con la termografía, ese error puede ser minimizado. El examen, realizado sin contacto y sin radiación, hace posible la documentación objetiva de las alteraciones causadas por la fibromialgia y sirve de apoyo a la valoración clínica, ayudando a descartar otras posibles enfermedades. Es importante, en ese momento, que el médico desempeñe un papel propositivo, evitando que el paciente se sienta abandonado o intrascendente, como se sintió Lúcia cuando el especialista le dijo que ella estaba saludable y que sus quejas "eran cosa de su cabeza".

Cómo tratar la fibromialgia

Puede ser difícil controlar los dolores de la fibromialgia. Como ya lo hemos dicho, no todos los médicos están familiarizados con sus síntomas y, por consiguiente, no logran definir un tratamiento apropiado. Por eso es importante buscar un especialista con experiencia. Normal-mente, La atención se realiza por parte de un equipo multidisciplinario, como vimos en la historia de Lúcia. Médico fisioterapeuta, psicólogo y eventualmente, otros profesionales integran el grupo. Esas intervenciones múlti-ples, realizadas de forma concomitante suelen producir mejores resultados. Un buen ejemplo es la asociación de la actividad física, la psicoterapia y los medicamentos (Ver cuadro "Alivio con medicamentos"), además de técnicas de relajación y de higiene del sueño. Estudios recientes le han apuntado a la electroacupuntura como una terapia eficaz para reducir el dolor causado por la fibromialgia. En el método, las agujas tradicionales usadas por la medicina china, están ligadas a fuentes de energía, que estimulan la región de las picadas, por medio de pequeños pulsos eléctricos, generando un efecto analgésico. Cualquiera que sea la terapia escogida, es muy importante que el paciente sea proactivo, condición fundamental para llegar a una buena recuperación.

Además del alivio del dolor, se deben tener en cuenta otros factores a la hora de la prescripción del tratamiento. Como vimos con Lúcia, hay una gran prevalencia de casos (entre el 25 y el 50%) en los que la persona sufre de desordenes psiquiátricos y psicológicos concomitantes, con la aparición de ansiedad depresión, desesperanza e irritabilidad. Esto hace que el apoyo psicológico adquiera una gran importancia en el tratamiento de la fibromialgia. En este campo, se ha destacado el abordaje cognitivo-comportamental, que viene siendo bastante usado y ha presentado buenos resultados, en especial cuando se administra en combinación con técnicas de relajación, ejercicios aeróbicos, estiramientos y educación familiar.

El trabajo junto con la familia es importante porque la fibromialgia es una enfermedad de larga duración y con quejas persistentes por parte de los pacientes, que muchas veces puede incomodar a quien está cercano. Tanto quien está directamente afectado por el síndrome, como sus familiares, deben aprender a manejar la situación, una vez que aún recibiendo el apoyo especializado, el paciente tendrá sus altas y sus bajas. Es común que haya días en los que el se siente de maravilla y días en los que se siente pésimo. Por eso es importante alinear las expectativas con las posibilidades reales del tratamiento, factor este que, efectivamente, logra suavizar las crisis y hacer que los períodos de normalidad sean cada vez más prolongados. La cura para esta enfermedad podría no existir, pero el buen control puede y debe hacerse precozmente.

Alivio con remedios

Vimos la importancia de la atención multi-disciplinaria y del apoyo psicológico al paciente con fibromialgia. Esto no significa que los medicamentos no sean usados para el tratamiento de los pacientes. Ellos también son un recurso para restablecer el bienestar de quien sufre con el síndrome. En seguida están los principales medicamentos formulados en estos casos:

Antidepresivos: Son los más prescritos para tratar la fibromialgia y se recetan en dosis menores a las usadas para la depresión. Su acción se da por medio del aumento de ciertas sustancias químicas en el cerebro, como la serotonina y la noradrenalina. Cuando estas substancias están en niveles bajos, es común que surjan cuadros depresivos, fatiga y dolor. Además de controlar las incomodidades físicas, los antidepresivos ayudan a restaurar el sueño y a relajar la tensión muscular. Esos medicamentos se dividen en tricíclicos o duales. Los primeros son las opciones más usadas en los casos de fibromialgia (uno de los ejemplos es la amitriptilina). Ya los antidepresivos duales son medicamentos más modernos y con menos efectos colaterales (como la duloxetina y la venlafaxina), que actúan en la recaptura de neurotransmisores relacionados con la sensación de bienestar, como la serotonina y la noradrenalina.

Anticonvulsivantes: *En la última década, se descubrió que algunos de los medicamentos usados para contener crisis de epilepsia, podrían ser útiles en el tratamiento de la fibromialgia, por su capacidad de inhibir los signos excesivos emitidos por el sistema nervioso central, característica común en ambas enfermedades. Algunos ejemplos de anticonvulsivantes apli-cados en el tratamiento de la fibromialgia son la gabapentina y la pregabalina.*

Relajantes musculares: *Ayudan a relajar la musculatura y reestructurar el sueño, por eso son muy recetados en el tratamiento de la fibromialgia. Unos de los fármacos más usados de este grupo es el clorhidrato de ciclobenzaprina.*

Analgésicos: *Sirven para disminuir el dolor de los pacientes. La elección del medicamento dependerá de la intensidad del dolor, pudiendo ir desde un analgésico débil, como el paracetamol, hasta medicamentos más potentes. Son usados por un corto período de tiempo, durante las crisis de dolor.*

Antinflamatorios: *No son muy usados, toda vez que la fibromialgia es un síndrome doloroso crónico que no presenta inflamación de los tejidos.*

La importancia de la actividad física

Bailar, nadar, caminar o ejercitarse en la piscina son alternativas muy valiosas para obtener alivio del dolor causado por la fibromialgia. Esto, porque son ejercicios aeróbicos y de bajo impacto sobre el aparato osteoarticular, o sea sobre los huesos y las articulaciones del cuerpo, condición ideal para el uso terapéutico en esta enfermedad. En general, las caminatas en días alternos al paso normal del paciente, con una duración de entre 30 minutos y 1 hora, ya producen resultados. En algunos casos, el efecto es tan bueno que no es necesario recurrir a los medicamentos. Suele establecerse tres días a la semana para el ejercicio, como manera de facilitar la asiduidad del paciente al tratamiento. Uno de los secretos de la actividad física para aliviar los dolores de la fibromialgia está en el aumento de la cantidad de endorfinas circulando por el cuerpo, analgésicos naturales producidos por nuestro organismo, que son liberados durante el ejercicio.

El valor agregado de quien se dedica a alguna actividad física regularmente es una sensación de bienestar general y de autocontrol. Para tener estos beneficios, sin embargo, no se puede exagerar en la dosis. Al inicio, los ejercicios deben ser leves y solo gradualmente, se debe aumentar la intensidad.

Consejos

- *No tener cura, no significa no tener tratamiento. Busca ayuda especializada de un médico con experiencia en casos de fibromialgia.*

- *La atención psicológica es fundamental para la mayoría de estos pacientes.*

- *Las actividades físicas ayudan mucho a quien padece de fibromialgia. La regla de oro es comenzar poco a poco he ir aumentando la intensidad gradualmente.*

Dolor Sacroilíaco y dolor Postquirúrgico de columna

6 | Operado y adolorido

Era marzo de 1975. En la Asamblea Legislativa del Estado de São Paulo la tropa hacía fila para recibir al gobernador, recién elegido, Paulo Egydio, para ese entonces de 46 años y su vice, Manoel Gonçalves Ferreira Filho. Después de meses de campaña, muchos viajes y muchos debates, llegaba el tan esperado momento de la ceremonia de posesión. Era un día de celebración para los involucrados en la candidatura. Sonrisas y apretones de mano efusivos eran intercambiados entre los invitados.

Todo parecía normal, si no fuera por un detalle cuidadosamente escondido a los presentes: el nuevo gobernador del estado sufría, en ese exacto momento, de una terrible crisis de dolor, de la cual apenas los familiares y los asesores más cercanos tenían conocimiento. El inconveniente lo acompañó durante toda la campaña. No siempre los dolores aparecían, pero cuando estos venían, siempre eran insoportables. Justamente durante la posesión, la molestia tuvo que manifestarse, haciendo de la larga ceremonia una prueba para los nervios de Paulo.

El primer desafío fue pasarles revista a los militares. A cada paso que daba, el gobernador sentía como si un cuchillo atravesara su cuerpo. Vencida la primera parte, al final del patio aún le esperaba otra fila, esta formada por autoridades y otros políticos que lo esperaban para felicitarlo por su victoria. Tenía que cumplir el protocolo y saludarlos uno a uno. Algunos de los invitados, más efusivos, cambiaban el comedido apretón de manos, por fuertes abrazos acompañados de palmaditas en la espalda del nuevo gobernador, saludo que lo hacía perder el aliento y flaquear. Era necesario mantener la concentración para disimular los dolores, que seguían intensos he implacables. En las cuentas de Paulo, fueron por lo menos unos 15 pequeños desmayos durante la posesión. Cuando uno de ellos aparecía, uno de sus asesores acudía alejándolo de la multitud, bajo la justificación de tener que atender una llamada importante de Brasilia. Al final de la ceremonia, Paulo estaba exhausto. Apenas lograba mantenerse en pie, después de un gran esfuerzo para continuar con la posesión y durante todo el evento. No era el momento de demostrar debilidad. El estado de São Paulo necesitaba de un hombre fuerte al frente, no de alguien invadido por los dolores, creía el nuevo gobernador.

Para él, el esfuerzo para dominar la incomodidad, ya era una novedad. El dolor era parte de su rutina desde una caída, todavía joven, durante un circuito de salto a caballo. En esa época, el médico le dijo que no había fractura, pero que una de sus vertebras de la región lumbar se había desplazado. Sin tratamiento para el problema, Paulo quedó a merced de la capacidad de recuperación de su organismo. Pasaba meses bien, pero ante una rotación más brusca de la columna o algún mal movimiento, aparecían los dolores que lo dejaban completamente bloqueado. Como no eran constantes, Paulo pasó décadas sin buscar tratamiento. Afrontaba las crisis como algo con lo cual se debería preocupar solamente cuando ocurrieran. Entre una y otra, se ocupaba por su vida de hombre público, sin hacerle mucho caso a los dolores y sin dejar que las crisis intermitentes le impidiesen seguir su carrera política. Antes de ser gobernador, había sido ministro de Trabajo y Desarrollo durante los gobiernos de los militares Costa e Silva y Castelo Branco. Después, cambió los cargos públicos por una carrera exitosa en el área de las finanzas.

Con el paso del tiempo, sin embargo, las crisis se fueron haciendo más fuertes y más frecuentes hasta que, hace ocho años, la molestia pasó a forzarlo a eliminar eventos de su agenda. Dejó de montar a caballo, paró de navegar en bote de vela y pensionó su caña para las largas sesiones de pesca oceánicas en el litoral paulista (su hobby predilecto durante años). Sentía limitaciones cada vez mayores debido a los dolores, que aumentaban rápidamente, comprometiendo los movimientos. Ya no lograba estar en pie por más de diez minutos. Poco a poco, su poltrona se transformaba en el escenario principal de su vida. De ahí, sentado en su escritorio dirigía los negocios e intentaba minimizar la molestia física, pero sentía el peso de la incapacidad cada vez más fuerte. "La vida social ocurre de pie", descubrió Paulo, recordando los eventos a los cuales dejó de ir, ya que, sentado, interactuaba poco con los invitados. "Me sentía medio incapacitado y esa fue la peor experiencia que he vivido", considera.

A él, así como a otros tantos pacientes, le incomodaba tener que lidiar diariamente con el carácter subjetivo del dolor. Invisible a los ojos de los otros, su molestia muchas veces era malinterpretada por los que estaban a su alrededor. No era raro que necesitara interactuar con alguien que definía su sufrimiento como un simple "capricho". "Esto sucedió varias veces y, con el paso del tiempo, la expresión 'capricho' fue adquiriendo para mi un tono de ofensa y de incomprensión", cuenta Paulo. El contrapunto, dice el, era la mejoría sentida cuando alguien lograba comprender el problema. La comprensión, el la percibió con el pasar de los años, tenía efecto analgésico.

Ya la falta de comprensión, certificó que era la manera más fácil de convertir el dolor aún en algo más insoportable. Sin la orientación adecuada para tratar el problema y muchas veces con la gente que no le creía, Paulo fue convirtiéndose cada vez más en rehén de su poltrona. Cuanto más tiempo pasaba parado, más fuerza y flexibilidad perdía, haciendo que el cuadro fuera progresivamente agravándose, hasta transformarse en una atrofia muscular en la región lumbar y en las piernas. Cuando llegó a ese estado de parálisis, Paulo decidió buscar atención médica. El primer especialista que lo atendió, le recomendó sesiones de fisioterapia. Sin encontrar ninguna mejoría, Paulo resolvió cambiar de estrategia y de médico. Apenas llegó al consultorio de otro especialista, fue inmediatamente remitido para una cirugía de emergencia. Debería ir a la sala de cirugía de inmediato, bajo el riesgo de perder definitivamente los movimientos de las piernas. "El doctor me dijo: Paulo vas a quedar el 70% bien, pero no al 100%. Y así fue". En realidad, le restaron a Paulo más del 30% porque la cirugía le causó una sobrecarga en algunos nervios. Como resultado, el aún seguía sin lograr quedarse de pie y teniendo dificultades para caminar. Viendo la incomoda situación de su paciente, el médico lo orientó para buscar un tratamiento específico para el dolor.

Paulo estuvo de acuerdo, pero ya no alimentaba muchas esperanzas de que hubiera solución para el. "Cuando llegué al consultorio, la doctora me dijo que tenía un familiar con un caso muy parecido al mío y que ella me ayudaría a controlar los dolores", recuerda. "Pero, a decir verdad, no creí mucho en ella", bromea. Aún así, desconfiado, el siguió las recomendaciones médicas y realizó un procedimiento de bloqueo con corticoides en la articulación sacroilíaca (en la región de la pelvis). Para su sorpresa, los dolores se redujeron en un 90% después de la intervención. Ya no sentía ni la molestia de los seis clavos colocados durante la cirugía, que el se imaginaba que iría a sentir para siempre. Se le orientó para que se efectuara un bloqueo más para eliminar los dolores, ahora en la región peridural sacra, pero el segundo procedimiento le generó alivio por poco tiempo. "Ya había sido alertado de que esto podría suceder y que además había una segunda alternativa, otro tratamiento, más moderno, pero muy costoso, de radiofrecuencia", cuenta.

El procedimiento es una de las novedades en el control del dolor crónico. Paulo, ingeniero de formación, aún dudaba de que la radiofrecuencia pudiera traer alivio para el dolor. Aún así decidió intentarlo y, en diciembre de 2011, pasó por la primera intervención, realizada al lado izquierdo de la columna. En ese procedimiento, se le retiró la inervación de la articulación sacroilíaca. "Hice la segunda sesión, al lado derecho, en la segunda semana de enero de 2012 e inmediatamente después sentí que mejoró completamente".

Los buenos resultados obtenidos gracias a las sesiones de radiofrecuencia, no obstante, no significaron el fin de los cuidados y del tratamiento para Paulo. Fueron apenas un paso más para su recuperación. Su reto, ahora, era restablecer los movimientos afectados por la atrofia muscular causada por los años de inmovilidad debido al dolor. Para eso, el a hecho dos Clases de Gimnasia y una de Pilates todas las semanas. Los resultados, ya se ven en la vida diaria: logra subir las escaleras de su casa sin ayuda y puede caminar medio kilometro sin necesitar sentarse. Para quien no sufre de dolores, puede parecer poco, pero para el, que ya tenía que recurrir a la silla de ruedas en diferentes momentos del día, el logro es inconmensurable e inclusive, ya le permite soñar con proyectos más osados.

Lo principal, cuenta, fue poder regresar al mar acompañado de los amigos, para pescar –actividad que no realizaba, hace más de ocho años- desde que las crisis de dolor se agravaron y se volvieron permanentes. Un apasionado por la pesca deportiva, Paulo se llena de orgullo para contar sus conquistas marítimas. No se olvida de un pez de casi trescientos kilos de peso, que pesco en Ubatuba, litoral de São Paulo. "Estuve luchando con el pescado durante casi hora y media para traerlo a bordo del barco. Imagínate si yo iba a lograr eso sintiendo dolor", bromea. El sabe, sin embargo, que aún queda un largo camino por recorrer, para garantizar su rehabilitación. Lo que no lo desanima. A sus 83 años, ya planea aumentar aún más las caminatas, y de aquí a unos meses, ensayar una trotada. Si todo sale bien, garantiza, en poco tiempo estará de regreso al mar. El, su caña de pescar y los amigos.

Entienda el caso de Paulo Egidio | ¿Qué son los dolores de las articulaciones sacroilíacas?

La historia de Paulo con el dolor se inicia con una molestia en la región de las articulaciones sacroilíacas y termina con la aparición de un dolor postquirúrgico. A pesar de compartir la columna como punto de origen, las molestias son diferentes, tanto en su manifestación como en sus causas. Comencemos por la articulación sacroilíaca, localizada en la región de la cintura pélvica. Al contrario de otras articulaciones del cuerpo, esta puede hacer muy pocos movimientos pero tiene una función fundamental en nuestro sostenimiento.

Es esta la responsable de hacer la articulación entre la parte inferior de la columna (el sacro) y la pelvis (Ver imagen), y por esto desempeña un papel determinante en la transferencia del peso del tronco hacia las piernas y viceversa. Su acción se da de la siguiente manera: cuando estamos parados o sentados, el peso de nuestro tronco, brazos y cabeza se deposita encima de la cintura pélvica, que transfiere parte del peso hacia los miembros inferiores. Ya cuando estamos en movimiento, como por ejemplo, corriendo, bajando las escaleras o saltando, ocurre una transferencia en el sentido contrario, o sea, desde los miembros hacia la columna.

Articulación sacroilíaca

Se calcula que entre el 5 y el 10% de los dolores lumbares crónicos tengan su origen en la articulación sacroilíaca. Las razones para la aparición de las molestias son las más diversas: pueden aparecer después de alguna lesión traumática, como fue el caso de Paulo, pero también pueden ser fruto de la artritis degenerativa, embarazo o infecciones. Los síntomas descritos por los pacientes, usualmente, son dolor y rigidez en la región lumbar, en los muslos o en las nalgas, que se pueden irradiar hacia la pierna y la ingle, en algunos casos más raros, causar perdida de sensibilidad o sensación súbita de frio.

Estas alteraciones, sin embargo, no se pueden detectar con los exámenes radiológicos, lo que muchas veces dificulta el diagnóstico. Sin pruebas de imagen y con escases de síntomas clínicos indicativos de la dolencia, la manera más cómoda para diagnosticar el dolor de origen sacroilíaco es la inyección intra-articular con anestésico local. En caso de que fuera dolor sacroilíaca, la infiltración podrá generarle alivio al paciente. El mismo método se puede usar para el tratamiento con la aplicación de corticoides. Además de esa opción, la radiofrecuencia usada por Paulo, se ha mostrado como una nueva alternativa, ofreciendo resultados más duraderos que aquellos obtenidos por la inyección intra-articular. Más adelante, hablaremos más sobre como ella funciona.

¿Qué es el dolor de la cirugía de columna fallida?

Generalmente, las operaciones en la colum-na son motivadas por cuadros de dolor. Infortunadamente, la intervención quirúrgica no siempre le garantiza alivio al paciente y el resultado puede ser el surgimiento de nuevos dolores postoperatorios, también conocidos como síndrome de dolor postquirúrgico de columna fallido. Las razones para el insuceso son variadas y analizaremos aquí algunas de ellas. El motivo más común es la elección inadecuada del procedimiento quirúrgico. Esto sucede en los casos en los que hay una lesión aparente que puede estar correlacionada con las quejas del paciente, pero que no es el origen del problema. Por ejemplo, el paciente tiene una hernia discal que puede ser detectada fácilmente mediante exámenes y que sería una posible explicación para los síntomas que presenta. Aún a pesar de la hernia, el origen de la molestia no está ahí, pero si en una disfunción de la articulación sacroilíaca o en un síndrome miofacial del músculo piriforme, por ejemplo.

Además de la selección inadecuada del paciente durante el proceso preoperatorio, las fallas técnicas durante la cirugía también pueden causar la compresión de la raíz del nervio y, como consecuencia, dolor postquirúrgico prolongado. Otra posibilidad es la llamada fibrosis epidural, nombre dado a la formación de tejidos de cicatrización en el entorno del nervio. No siempre, sin embargo, la aparición de la fibrosis estará asociada al surgimiento de dolores. Esta obedece a un proceso común y que algunas veces puede ser visto en pacientes que tuvieron éxito con la cirugía. La incomodidad sucede solamente en aquellos casos en los que el tejido formado interfiere en las raíces de los nervios lumbares.

Cuando el dolor es consecuencia de la fibrosis epidural, los síntomas suelen aparecer de 6 a 12 semanas después de la cirugía. Normalmente, el paciente primero relata un período de alivio de la molestia, posteriormente es sustituido por la aparición de dolor en las piernas o en la espalda. En algunos casos, el organismo reacciona naturalmente y se logra recuperar, lo que ocurre en un período de tres meses después de la intervención quirúrgica. Entre tanto, se necesita de atención para no confundir la fibrosis epidural con otra situación, más rara, por lo tanto más grave: la hernia discal después de la cirugía de columna. En ese caso, los dolores regresarán de manera aguda después del período de alivio y no gradualmente, como ocurre en la fibrosis epidural.

Aún existen situaciones en las que los dolores regresan años después de la cirugía. En esos casos la causa tampoco suele ser la fibrosis epidural, pues estos tejidos no continúan creciendo durante mucho tiempo después de la operación. Lo más probable es que esa molestia tardía sea el resultado de hernias discales, de estenosis espinal (que es el estrechamiento del canal espinal, causando la compresión de los nervios) o inclusive provocado por otros procesos degenerativos de la columna.

Una de las maneras de prevenir la aparición de dolores postquirúrgicos causados por el crecimiento de tejidos de cicatrización, es a través de la realización, bajo la orientación de un fisioterapeuta, de ejercicios de fortalecimiento y de elongamiento durante el período postope-ratorio. Estudios indican que cuando el cuerpo se mantiene en movimiento durante la cicatrización, hace más difícil la formación de tejidos que puedan interferir en la inervación.

Cómo tratar el dolor en la articulación sacroilíaca

El caso de Paulo ilustra bien las maneras de tratar el dolor en la articulación sacroilíaca. El primer método aplicado en el exgobernador fue el bloqueo de esa articulación. Esa es una de las maneras más precisas para diagnosticar y tratar la enfermedad. En este procedimiento, que puede ser diagnóstico o terapéutico, se inyecta en la articulación un anestésico local, acompañado, o no, de corticoides. El lugar de la inyección se guía por medio de fluoroscopia o de ultrasonido. Si el dolor desaparece después de la aplicación, entonces, en conjunto con el examen físico, el médico tendrá más evidencias de que el dolor se está originando en aquella región.

Ya el bloqueo peridural sacro, aplicado en Paulo, en un segundo procedimiento, consiste en la inyección de anestésico, con o sin adición de antinflamatorio, en el espacio peridural. La aplicación se hace a través del foramen sacro, cavidad localizada al final de la columna, cerca del coxis.

Como este método no logró controlar de forma duradera la molestia sentida por el exgobernador, el equipo médico inició una nueva alternativa, usando la radiofrecuencia.

En esta forma de terapia, se aplica una corriente eléctrica alterna de alta frecuencia, a través de un electrodo instalado por dentro de una aguja. El punto objetivo puede ser un nervio o un ganglio identificado, por medio de exámenes, como el punto originario del dolor. La corriente se produce por un generador y circula entre el electrodo y una placa dispersora adherida a la piel del paciente, generando calor o campo electromagnético sobre el objetivo. Esto provoca la interrupción en el "transito" de las señales de dolor.

El método fue probado por primera vez en un caso de dolor espinal en el año 1975. No obstante, teniendo en cuenta la falta de material apropiado para su realización, terminó por no popularizarse. Solamente a partir de 1980, con el advenimiento de nuevas agujas fue que la radiofrecuencia comenzó a ganar espacio entre las terapias intervencionistas para el control del dolor.

Entiende la radiofrecuencia en el tratamiento del dolor

El procedimiento en el cual se aplicó la radiofrecuencia en el caso de Paulo, se llama denervación de la articulación. En realidad, son varias técnicas de radiofrecuencia disponibles para realizar este tipo de tratamiento, y el costo y la habilidad del médico deben ser tenidos en cuenta a la hora de escoger cual es la mejor alternativa. Las denervaciones tienen como objetivo generar una lesión técnica en las ramas nerviosas que nutren la articulación, causando una degeneración de estas y su consecuente interrupción de la vía de conducción del dolor. Las principales formas de radiofrecuencia son:

Radiofrecuencia Convencional: La onda es emitida de forma continua y el paso de corriente hacia los tejidos genera calor. Esta alta temperatura provoca una lesión térmica en el tejido-objetivo, interrumpiendo la comunicación de la señal de dolor.

Radiofrecuencia Enfriada: Se realiza a través de agujas específicas que poseen un sistema de enfriamiento de la punta. Esto posibilita la realización de lesiones esféricas de mayor diámetro.

Radiofrecuencia pulsátil o pulsada: Las ondas son pulsadas en ciclos, intercalados por una pausa durante la cual el tejido se enfría. Esto mantiene la temperatura baja y el alivio del dolor ocurre apenas por la modulación de las sinapsis nerviosas, realizada por el campo electromagnético generado sobre el tejido-objetivo, sin que se presente la destrucción del nervio. Esta característica permite su uso en regiones en las cuales antes no era posible usar la radiofrecuencia, como los nervios periféricos y también en el ganglio de la raíz dorsal. No causa denervación, pero si modulación del sistema nervioso.

Consejos

• *Infortunadamente, no siempre la cirugía de columna será capaz de generar alivio del dolor. En caso de que esto suceda, es necesario prestar atención a la duración de la molestia: si esta no desaparece después de algunas semanas, busca un médico. Operar nuevamente solo empeora el cuadro de dolor en la mayoría de los casos!*

• *En algunas situaciones, los dolores pueden surgir años después de efectuar la cirugía de columna, causados por hernias discales o estenosis espinal.*

• *La inexistencia de pruebas de imagen y la escases de signos clínicos indicativos de dolor sacroilíaco, no significan falta de diagnóstico. Es posible descubrir el dolor sacroilíaco por medio de la infiltración de anestésicos.*

• *La radiofrecuencia evolucionó bastante en las últimas décadas y hoy es usada con éxito para el tratamiento del dolor sacroilíaco y de otros dolores provenientes de la columna.*

Dolor Neuropático

7 | Dolor que persigue

Puede parecer una pequeña ambición para el futuro, pero tras de la simplicidad hay mucho de superación en los planes de la profesora Elza. Que quiere ella? Regresar a dar clases de educación artística en la escuela de la cella Itapura, en São Paulo. Parece un anhelo fácil de realizar para la mayoría de las personas, que juzgan este caso gozando de mucha salud, pero para Elza, el proyecto sería impracticable un año atrás. Desde 2006, la profesora está alejada de su empleo, además de estar con problemas y más problemas de salud.

El tormento, que comenzó con una caída en el salón de clases, probó los nervios de Elza e interrumpió todas sus rutinas, haciéndola afrontar la debilidad traída por la dolencia. Primero sucedió dicha caída, lo que le valió, además del susto, una grave fractura en la rodilla, la necesidad de usar bastón y la recomendación para el implante de una prótesis en la rótula. Mientras esperaba por el alta y agendar la cirugía, llegó el segundo choque: se le encontró un tumor en su mama derecha. La prótesis tendría que aplazarse, porque la prioridad ahora era tratarle el cáncer.

El descubrimiento se hizo por la época del cumpleaños de la profesora, en marzo de 2006. Siempre que cumplía un año más de vida, Elza aprovechaba para hacerse su chequeo médico general anual. Hasta entonces, nunca había aparecido nada grave, pero en ese año,

Durante los exámenes de rutina, llegó la desagradable sorpresa: había un crecimiento celular anormal en su seno. En los análisis complementarios, se le confirmó un alto riesgo de metástasis y se decidió iniciar el tratamiento de inmediato. Cuando escuchó la noticia, Elza, como es normal entre quien vive una situación como esta, resolvió consultar con otro médico, para saber cuales serían sus opciones. Apuntó ocho nombres de oncólogos de confianza, todos ellos por recomendación de conocidos y amigos y los visitó uno a uno. De siete de ellos oyó la misma recomendación: debería realizarse una mastectomía radical para retirar el tumor con reconstrucción inmediata del seno.

Ante esta casi unanimidad, Elza resolvió afrontar la cirugía, conforme a lo indicado, y el día 24 de agosto del mismo año, se le extirpó el tumor y todo el tejido mamario y, en su lugar le fue colocada una prótesis de silicona. La reconstrucción fue bien realizada y debería ser seguida por sesiones de quimioterapia y radioterapia. Antes del inicio del tratamiento oncológico, sin embargo, vino el tercer imprevisto. La profesora estaba en la habitación del hospital, recuperándose de la operación, cuando se dio cuenta de algo extraño. A medida que pasaba el efecto de la anestesia y recobraba la sensibilidad, le iban llegando fuertes dolores al pecho. "Como si me estuvieran enterrando una espada entre las costillas", era como definía el dolor insoportable que comenzaba en la región de la espalda y se extendía por debajo del brazo y del seno derecho.

Horrorizada con el nuevo síntoma, solicitó conversar con el cirujano que le había efectuado la operación. De el oyó que era apenas una reacción natural de su organismo a la intervención quirúrgica. Ellos habían traccionado algunos haces musculares para formar una especie de abrigo para la prótesis y, con el el tiempo, garantizó el doctor, el dolor desaparecería. Más tranquila, Elza regresó a casa después de recibir el alta, pero se dio cuenta de que el dolor no desaparecería por sí solo. Por el contrario: día tras día, el sufrimiento aumentaba, paralizando sus sentidos. "Era tan intenso y terrible, que llegaba un momento en el que el propio dolor me anestesiaba", recuerda. Ante la molestia, que no daba señales de retroceder, Elza decidió regresar al cirujano. Del médico, impasible, escuchó la negación de que el dolor pudiera ser resultado de algún procedimiento incorrecto durante la cirugía.

Inclusive ella intentó conversar con el especialista algunas otras veces –varias semanas habían pasado y los dolores continuaban- pero el siempre repetía que no había ninguna razón aparente para que ella estuviera sintiendo dolores tan fuertes como los que relataba.

Viendo que el dialogo con el médico no era fructífero, ya que para el, el dolor de la paciente no era real, Elza resolvió buscar a otro especialista. Terminó optando por un neurólogo. El día marcado para la consulta, salió de casa cargando el folder con todos los exámenes que había realizado antes y después de la mastectomía. Repitió una vez más toda la historia, narrando cuando el dolor había comenzado, lo que sentía y como el problema, en vez de mejorar con el tiempo, se había agravado. Desde el día en el que había salido del centro quirúrgico y regresado a casa, ardor, choques y punzadas, comenzaron a ser parte de su vida. Después de contarlo todo, escuchó un aliento por parte del especialista: el no sería el especialista correcto para dar el diagnóstico e indicar un tratamiento, pero, por los exámenes y por el relato de la profesora, creía que había ocurrido un pinchamiento de algunas terminaciones nerviosas durante la operación y, con eso, había comenzado la emisión ininterrumpida de signos dolorosos, el dolor neuropático postquirúrgico.

Teniendo esa posibilidad, Elza buscó entonces un centro para el tratamiento del dolor. A esa altura, su cuadro ya era muy grave. Ella ya no podía conducir, ni cocinar, ni hacer los oficios de la casa. También había abandonado el piano, objeto de su formación universitaria y su hobby predilecto desde joven. Todo lo que involucraba movimiento de los brazos estaba comprometido, aún hasta las cosas más sencillas, como tomar un vaso de agua que está sobre la mesa. Intentaba hacerlo, pero inmediatamente sentía el peso en el brazo y empeoraban los dolores en la espalda y en los senos. Sola y sin hijos, se vio obligada a contratar a una empleada para que la ayudara en las tareas cotidianas. "Ella me acompañaba en todo, desde el banco hasta el supermercado", cuenta.

En el centro especializado del dolor, Elza hizo nuevos exámenes y confirmó que realmente algunos haces de nervios habían sido afectados durante la mastectomía. Con el diagnóstico correcto, comenzó el tratamiento. Primero vinieron los medicamentos para aliviar la molestia, una combinación entre anticonvulsivantes y analgésicos. Con ellos, la profesora logró algún alivio, pero las punzadas continuaban, menos intensas, pero aún presentes. Entonces fue recomendada la realización de un bloqueo para el dolor. Ese fue el procedimiento que le proporcionó alivio y que ella tanto buscaba. Aún en el hospital ya podía darse cuenta de la diferencia: "Tuve una mejoría muy grande, de casi el 80% de lo que estaba sintiendo", dice la profesora. A pesar de tan buena recuperación, Elza continuó con el tratamiento, bajo la recomendación de realizar algunas actividades físicas específicas. Un fisioterapeuta siempre la acompañaba, ayudando a mantenerle los movimientos amenazados por el dolor. La reducción de los movimientos causada por el agravamiento de la molestia, amenazaba sus articulaciones y era necesario actuar para evitar secuelas.

Durante todo ese tiempo, la búsqueda de maneras de aliviar los dolores compartía la rutina médica de Elza con las sesiones de quimioterapia y radioterapia. La cantidad de contratiempos que se presentaron, casi llevan a la profesora a la locura. "Tuve crisis de llanto, a veces de desánimo. En esos momentos yo comenzaba a rezar, rezar y rezar", cuenta. Lo que más le molestaba no era el cáncer ni los tratamientos exigidos por la enfermedad, sino el dolor (y las limitaciones impuestas por el), especialmente porque, durante meses, vivió con ese sufrimiento sin tener un diagnóstico y sin contar con recursos que le ayudaran a controlar las molestias.

Por eso cuando inició el tratamiento y se fue viendo libre de los dolores, la profesora pudo, lentamente, ir reconquistando su rutina. Desistió de la empleada que la cuidaba, volvió a conducir su carro y retomó las actividades domésticas. Paso a cuidar sola de la casa y perdió el miedo a caminar sin compañía por la ciudad. "Antes siempre necesitaba tener a alguien conmigo para cargar mi bolso, porque ni siquiera eso lograba hacer", recuerda. El piano, compañero desde la juventud, aún estaba en un rincón de la casa, pero ella cree que, en poco tiempo, podrá volver a digitar las teclas blancas y negras que a ella tanto le gustan. Cada uno de esos pasos es un gran logro para Elza, y aprendió que el dolor va mucho más allá de las limitaciones físicas. "Este también es algo supremamente estresante", constata.

Con los dolores bajo control junto con el fin del tratamiento oncológico, la profesora logró, finalmente, resolver el primero de la serie de problemas de salud que le quitó la paz en los últimos años. Se realizó, en 2011, la cirugía para la implantación de la prótesis en la rodilla. Este mismo procedimiento, que debería haberse realizado en 2006, pero que se fue aplazando debido a los imprevistos que surgieron en el camino. Hecha la cirugía, obtuvo una conquista más: soltar el bastón, que la acompañaba desde el accidente en el salón de clases. Ahora se prepara para, dentro de poco tiempo, hacer el mismo procedimiento en la otra rodilla. Ahora si, ella prevé, que estará lista para finalmente regresar a la escuela y al piano, sin miedos y sin dolor.

Entienda el caso de Elza | ¿Qué es el dolor neuropático?

De repente, un procedimiento quirúrgico se convierte en el inicio de una pesadilla, cuyo protagonista es el dolor. Así como Elza, mucha gente sufre de ese mismo problema, el dolor neuropático. Algunas personas así como ella, ven la aparición de esa condición después de una operación, sin embargo, no es la única causa posible de la molestia. El dolor neuropático es un tipo de sensación dolorosa que ocurre en una o más partes del cuerpo, asociada a lesiones o enfermedades que afectan el sistema nervioso, o sea, los nervios periféricos, la médula espinal o el cerebro. De difícil diagnóstico y tratamiento, su origen está en alguna parte de las vías nociceptivas, el camino responsable de trans-portar la información de dolor hacia estructuras más profundas, como la médula o la corteza cerebral. Sus síntomas son variados y se pueden sentir como una especie de ardor, sensación de peso, punzadas, picaduras o choques. En algunos casos, vienen acompañados de las llamadas parestesias, que son aquellas sensaciones como el adormecimiento de determinada parte del cuerpo y hormigueo.

Existen dos formas principales de manifestación del dolor neuropático: las mononeuropatías y las polineuropatías. En el primer caso, solamente está comprometido un trayecto nervioso debido a la dolencia, lo que hace que el dolor esté bien localizado, presente apenas en un lado del cuerpo, o en una región. Por ejemplo, un lado de la pierna, del tórax o del rostro. A veces, más de un nervio puede hacer parte del trayecto nervioso afectado, provocando dolores en más de un segmento del cuerpo. A estos casos, se les da el nombre de mononeuropatía múltiple, que es diferente de las polineuropatías, en las cuales son varios los nervios alterados o damnificados, generando la sensación de dolor en forma más difusa. En los casos de polineuropatía, el paciente puede sentir incomodidad en el tronco, en los brazos y en las piernas al mismo tiempo.

Independientemente de ser mononeuropatía o polineuropatía, los dolores pueden ser continuos (estar presentes durante todo el tiempo) o intermitentes (ocurrir durante las crisis, apareciendo en horarios intercalados). La intensidad varía desde suave hasta intolerable, dependiendo de la etapa de la enfermedad y del grado de compromiso de los nervios.

Las causas para este tipo de dolor son variadas. En este capítulo, vimos la historia de Elza, que comenzó a sentir los dolores después de una cirugía. Entre tanto, existen otros factores desencadenantes para el problema, como:

Enfermedades infecciosas: Determinadas bacterias o virus pueden afectar los nervios, ya sea por la liberación de toxinas o

154

por la degeneración directa, causada por la acción del microorganismo. Esto puede provocar dolores agudos o persistentes después del fin de la infección. Un ejemplo es la neuralgia postherpética causada por el virus zoster, vulgarmente conocido como "culebrilla".

Diabetes Mellitus: En su fase degenerativa, esta enfermedad puede causar lesiones en la membrana que reviste los nervios (llamada "vaina de mielina"), provocando la neuropatía diabética.

Alcoholismo o deficiencia nutritiva y de ciertas vitaminas: Todos estos factores pueden afectar la función nerviosa de forma significativa, desencadenando cuadros de dolor.

Traumas y accidentes: Las fracturas o las cirugías pueden afectar la columna, cualquier nervio periférico o hasta la médula, generando dolores agudos de gran intensidad en el período de convalecencia, en el postoperatorio o después del traumatismo. Es necesaria la atención, pues en el caso de que no se traten adecuadamente, esos dolores se pueden tornar crónicos con el paso del tiempo.

- También pueden causar dolores neuropáticos:

- Neuralgia del Trigémino

- Radiculopatía post-laminectomía (debido a la cicatriz postquirúrgica de hernia discal).

- Plexalgia o plexitis después de la radio-terapia.

- Tumores comprimiendo nervios.

- Dolor central (después de derrames cerebrales en áreas específicas).

- Síndrome de dolor complejo regional tipo 2.

¿Qué es dolor neuropático postquirúrgico?

El caso de Elza ilustra bien como una operación puede terminar en dolor. Varias situaciones que pueden suceder durante una cirugía tiene potencial para desencadenar el dolor neuropático postquirúrgico. Puede presentarse un trauma en algunos haces nerviosos, causados por las incisiones o por el uso de separadores, puede ocurrir la formación de cicatrices (fibrosis) alrededor de los nervios o aún el simple hecho de tocar o voltear alguna estructura nerviosa, puede causar una disfunción de la misma. En estos casos, el paciente suele sentir los primeros dolores durante el período de recuperación, algunos días después de la cirugía. Generalmente son dolores agudos de gran intensidad y que pueden convertirse en crónicos, en caso de que el paciente no encuentre el tratamiento adecuado. Se considere dolor neuropático postquirúrgico cuando la molestia permanece por más de tres meses después de la realización del procedimiento médico.

Estas alteraciones son más comunes cuando la cirugía es abierta, tiene una duración superior a tres horas, incluye el riesgo de lesión a los nervios o es seguida por otras operaciones, por quimioterapia o por radioterapia. Todo eso hace que sean mayores las posibilidades para el desarrollo de dolor neuropático y ocurran después de la realización de determinadas cirugías, como las toracotomías (procedimiento en el que se abren las paredes torácicas), las mastectomías (cirugía de la remoción de mama, como la realizada por Elza) y las amputaciones de miembros. Vale la pena recordar, sin embargo, que hasta las pequeñas cirugías como las de la hernia inguinal, las biopsias, los procedimientos odontológicos y las cesáreas pueden originar dolores crónicos. El número de personas afectadas por este tipo de dolor es alto. Se calcula que cirugías y traumas sean los responsables por el desarrollo de dolor crónico en cerca del 20% de los pacientes aténdidos en clínicas del dolor. En países donde hay estadísticas altamente confiables, como en los Estados Unidos, se registra el surgimiento de dolor neuropático postquirúrgico, entre el 1,8% y el 6,7% del total de operaciones realizadas. De ahí la gran importancia de estar alerta a las alteraciones surgidas después de cualquier tipo de procedimiento invasivo.

Dolor agudo vs dolor crónico y la importancia de la prevención durante las cirugías

El dolor postoperatorio es una condición inherente a la cirugía, especialmente en procedimientos más invasivos y de larga duración. Después de una intervención de este tipo, no es raro que el paciente desarrolle cuadros de dolor agudo. Por eso, tratarlo rápidamente es el mejor remedio para evitar que el problema se vuelva crónico. Hay un amplio espectro de medicamentos que pueden ser usados de manera combinada, en la llamada analgesia multimodal. En esta técnica, un conjunto de fármacos cuya acción se da en lugares diferentes, se aplica al mismo tiempo, reduciendo las dosis de cada medicamento y, de esta manera, causando menos efectos colaterales. Infortunadamente, no siempre el paciente tiene la oportunidad de recibir ese tratamiento, quedando expuesto al dolor agudo de fuerte intensidad y al desarrollo de un cuadro de dolor crónico. Para comprender mejor la importancia de la prevención y evitar el desarrollo del dolor postquirúrgico, es importante, primero, comprender la diferencia entre las dos formas de clasificación del dolor en relación con su evolución:

Dolor agudo: Se manifiesta durante un período de tiempo relativamente corto, desde minutos hasta algunas semanas, pudiendo causar taquicardia e hipertensión. Está asociado a lesiones en tejidos u órganos, ocasionadas por inflamación, infección, traumatismo u otras causas. Este tipo de dolor es una alerta importante al individuo de que algo no está funcionando en su organismo. Entre tanto, eso no significa que deba ser minimizado cuando ocurra.

Dolor crónico: Aparece en casos en los cuales el estímulo de dolor persiste a lo largo del tiempo, generando un proceso de enfermedad crónica. En estas situaciones, el dolor es continuo o recurrente, generando efectos no solamente sobre la parte física, sino también sobre lo emocional. Mientras el dolor agudo se puede definir como un síntoma, el dolor crónico siempre es una dolencia y es siempre perjudicial.

De esta manera, el surgimiento de dolor agudo después de una intervención quirúrgica, puede ser considerado natural. Aún así, no por ser inherente al postoperatorio es que esta molestia debe ser subtratada o aún ignorada por el equipo médico. Es importante controlar la intensidad del dolor, ya que no es posible modificar los factores genéticos que predisponen al paciente al dolor crónico, por lo tanto es completamente viable manejar los factores de riesgo provenientes de procedimientos quirúrgicos y de cicatrización. Para esto, es necesario evaluar periódicamente la intensidad del dolor postquirúrgico, prescribiendo medicamentos y otros tratamientos, tanto antes como después de la operación.

Un método que viene siendo discutido en los últimos años es la analgesia preventiva, defendida por algunos autores como una alternativa para prevenir la sensibilización central y el desarrollo de dolor crónico postquirúrgico. Otra aliada importante para la reducción del problema es la analgesia multimodal, que debe ser suministrada inmediatamente después de terminar el procedimiento quirúrgico.

El equipo médico debe tener en mente que los analgésicos deben ser usados regularmente y no solamente bajo demanda. De esta manera será posible reducir el sufrimiento del paciente, la sensibilización de las vías nociceptivas y las posibles complicaciones de la cirugía. El esquema de horario fijo es lo ideal, con la administración de algunos fármacos con hora exacta y la inclusión de otros, en caso de que el paciente relate dolor. Solamente a medida que el dolor esté controlado, se debe adoptar el régimen de administración de los medicamentos, apenas cuando sea necesario, sin un horario predeterminado. La estimulación física, como caminar precozmente, también es una importante aliada en el control del dolor en la fase postoperatoria. La estimulación eléctrica transcutanea (TENS), la masoterapia, la acupuntura, la electroacupuntura y la termoterapia también han demostrado buenos resultados y pocos efectos adversos, pudiendo ser indicadas en algunos casos.

Cómo diagnosticar el dolor neuropático

Para llegar al diagnóstico, es necesario excluir otras posibles causas del dolor. Existen algunos factores predictivos para el dolor neuropático postquirúrgico que pueden ayudar al médico a identificarlo. Un primer paso es investigar que el paciente ya sentía alguna molestia en la región afectada justamente antes de la intervención. También existen algunas enfermedades que tienen relación con la aparición del dolor neuropático postquirúrgico, como el síndrome del colon irritable, la migraña, la fibromialgia o la enfermedad de Raynaud (condición en la cual hay una respuesta exagerada del organismo a la temperatura fría, con estrechamiento de los vasos causando la reducción del flujo sanguíneo, en especial de las extremidades del cuerpo).

La localización del dolor neuropático se da en la región de los nervios afectados, pudiendo haber irradiación hacia áreas remotas no relacionadas con su punto de origen. Las quejas más frecuentes son las de sensación intensa de ardor o de dolores, descritas como puñalada, choques o punzadas. Otros síntomas comunes son la hipersensibilización del área, la perdida de fuerza muscular y la sensación de adormecimiento, parálisis u hormigueo. También se pueden observar alteraciones en el sistema simpático, causando sudoración excesiva, cambios en el color de la piel (que se torna azulada o enrojecida) y alteraciones súbitas de temperatura (tanto con el enfriamiento de la región, como con el calentamiento). Otra característica es la aparición de alodinia, que ocurre cuando un pequeño estímulo que normalmente no genera ninguna molestia, pasa a causar dolor. Por ejemplo, el simple roce de la ropa o las sabanas o aún el viento y el agua de la ducha, pueden provocar molestia al entrar en contacto con el área afectada por la neuropatía.

Gran parte de esas alteraciones se pueden observar durante el examen físico, un aliado importante en el diagnóstico del dolor neuropático. La evaluación de las respuestas sensoriales del paciente puede hacerse por medio del toque o de estimulaciones térmicas, dolorosas o vibratorias. Esas informaciones se organizan por medio de cuestionarios específicos para evaluar los dolores neuropáticos. En algunos casos, se pueden necesitar exámenes complementarios, tales como la electroneuromiografía, pruebas de laboratorio o biopsias. No podemos olvidar el uso de los bloqueos, que, así como en otros casos de dolor crónico, pueden ser útiles tanto para el diagnóstico como para el tratamiento. Este procedimiento consiste en anestesiar un haz de nervios para probar si aquella es la región afectada. En el caso de Elza, le fue realizado un bloqueo intercostal y ella sintió el 80% de mejoría durante el procedimiento, lo que fue un indicativo de que esa era la región donde se originaba el dolor.

Cómo tratar el dolor neuropático

Se realizan diferentes tratamientos de acuerdo con la causa del dolor neuropático y la etapa en el que este se encuentra. En algunas situaciones, el objetivo será tratar directamente al nervio afectado. En otras, controlar la enfermedad que está provocando la lesión nerviosa. La finalidad del tratamiento es curar la enfermedad y, cuando no sea posible, proporcionarle alivio al paciente. Vale recordar que el control adecuado del dolor ayuda en varios aspectos. Mejora la capacidad del paciente para realizar sus actividades diarias, proporciona un sueño más tranquilo y reparador, aumenta su capacidad para trabajar, estimula a buscar actividades placenteras y mejora su autoestima, representando más calidad de vida aún cuando no es posible la cura total de la patología.

Los pilares del tratamiento son los medicamentos combinados con tratamientos no farmacológicos y, en algunos casos, la realización de procedimientos mínimamente invasivos o quirúrgicos sobre el nervio, sobre la médula espinal o a nivel cerebral (como bloqueos, implantación de electrodos o estimuladores que funcionan de manera semejante a los marcapasos del corazón). La presencia de un equipo multidisciplinario, compuesto por psicóloga, fisioterapeuta, terapeuta ocupacional y educadores físicos, permite definir un programa de actividades para ayudar en la desensibilización del área afectada, como nos mostró el caso de Elza, evitando secuelas y acelerando el efecto del tratamiento. Sobre la parte farmacológica, existen varios medicamentos indicados, resumidos en la siguiente lista:

Anticonvulsivantes: Usados tradicionalmen-te para tratar la epilepsia (como la gabapentina, carbamazepina y la pregabalina), ayudan a reducir la actividad eléctrica de los nervios, además de inhibir el paso de los dolores por determinadas vías nerviosas.

Anestésicos: También disminuyen la actividad eléctrica de los nervios. Una de las substancias usadas es la ropivacaina.

Antidepresivos: Estimulan ciertas partes del sistema nervioso, provocando la inhibición de la transmisión de los impulsos dolorosos, además de actuar en la depresión que generalmente acompaña al dolor en la fase crónica. Ejemplos de fármacos en esta categoría son la amitriptilina y la duloxetina.

Cetamina: Es un medicamento que actúa sobre el sistema nervioso central, antagonizando la memoria del dolor y presentando buenos resultados en el tratamiento de los dolores neuropáticos.

Uso tópico: Cremas que contienen capsaicina, una substancia encontrada en la pimienta, alivian el dolor al interferir sobre las señales de las células nerviosas. Los adhesivos de lidocaína también son útiles en dolores bien localizados, liberando anestésico sobre el área adolorida.

Efectos colaterales

El resultado del tratamiento con anticonvulsivan-tes y antidepresivos, suele aparecer solamente después de dos a tres semanas después de los ajustes progresivos de las dosis. Administrados por vía oral, al comienzo es común que provoquen somnolencia, letargo, sensación de cabeza vacía y de boca seca. Estos efectos colaterales generalmente se acentúan más al comienzo y tienden a reducirse con la continuidad de la terapia, después de cinco o siete días. La persistencia es muy importante para obtener buenos resultados. No desistas!

Consejos

•   Debes estar atento a la aparición de dolores agudos inmediatamente después de procedimientos quirúrgicos, pues estos se pueden aliviar precozmente.

•   El mejor tratamiento para el dolor neuropático postquirúrgico es evitar que este se instaure.

•   El ardor, las punzadas, las alteraciones en el color y en la temperatura de la piel en la región afectada, son indicios de este tipo de dolor.

•   Entre más informaciones se tengan en relación a tu problema, mayores serán las posibilidades de un buen resultado. Por eso, participa activamente en el tratamiento.

•   Toma los medicamentos en los horarios recomendados por los médicos, sin alterar las dosis o parar de usarlas en los primeros días. Da un tiempo para que los medicamentos puedan actuar en tu organismo antes de desistir.

Dolor en el cáncer

8 | Canto para aliviar el dolor

Fue un dolor en la muñeca izquierda, a finales de 2003, lo que hizo que el paraense João Paulo buscara un médico. Cuando tomó la decisión pensó que no sería nada serio: Necesitaría tener cuidado para no forzar la región, tal vez algunos días de antinflamatorio y, en poco tiempo estaría como nuevo y podría regresar a su rutina de siempre, de clases en la facultad de psicología y ensayos de guitarra. Al final, era solamente una molestia y no debía ser nada serio.

Lo que João Paulo no podía imaginar era que el aparente pequeño problema escondía una dolencia mucho más grave y duradera. La sorpresa vino después de ser examinado. El médico lo llamó y le comenzó a explicar que lo que sentía, en realidad, eran los síntomas de una enfermedad rara que comenzaba a desarrollarse en su organismo: un tumor óseo de células gigantes. El dolor era causado por el crecimiento anormal de su tejido óseo provocado por la enfermedad. Sus células estaban multiplicándose sin control y ya formaban un "bultico" en la muñeca, que rápidamente aumentó de tamaño y se convirtió en una bola de ocho centímetros de diámetro. La presión del crecimiento de los huesos iba presionando a los otros tejidos aledaños: los tendones y cartílagos, que antes compartían el espacio de manera armoniosa con los huesos, estaban perdiendo espacio. El resultado de esa repentina compresión era el dolor, que crecía a medida que aumentaba el tamaño del "bultico".

Con cáncer y con dolores, João Pablo se vio ante la necesidad de, más que nunca, ser fuerte. La universidad y la guitarra fueron progresivamente siendo sustituidos por una rutina hospitalaria. Además de los hábitos, su dirección también tuvo que ser alterada y el salió de Pará para buscar tratamiento en São Paulo. Desde el diagnóstico, en 2003, hasta 2006, fueron ocho cirugías y además de innumerables medicamentos. Sentía los tumores y los dolores se multiplicaban, mientras las terapias sugeridas fallaban para producir alivio. Ante la dificultad para detener el progreso de la enfermedad, el equipo médico decidió tomar una decisión radical: amputar el brazo izquierdo de João Paulo, como una manera de reducir los dolores.

Es difícil para cualquiera recibir la noticia de una amputación y, para João Paulo, no fue diferente. Cuando escuchó la sugerencia por parte del equipo médico, se desesperó. Acostumbrado a presentarse en shows de voz y guitarra, su primera reacción a la idea fue preguntar como iría a poder tocar sin un brazo. Peor aún, pensó, que irían a pensar los demás de el si apareciera sin un miembro? Las preguntas iban brotando en su cabeza con un tono confuso, cuando entonces el médico ponderó: el debería decidir entre su apariencia o su vida. Duras, pero certeras, esas palabras le ayudaron a recuperar el raciocinio. "Cuando pensé en eso, opté por mi vida", recuerda el joven.

Convencido, João Paulo enfrentó con cabeza erguida el regreso a la sala de cirugía. En febrero de 2006, fue amputado. "Aún antes de la amputación, mi brazo ya estaba muy mutilado y mi vida también", cuenta el muchacho. "Tuve que abandonar los estudios, dejar de viajar, todo para cuidar de mi salud". Los primeros resultados después de la cirugía fueron buenos. Después de tres años de dolor, el finalmente logró sentir el tan deseado alivio. Infortunadamente, la placentera sensación no duró mucho tiempo y, con el pasar de los meses, el cáncer volvió a desarrollarse. Ahora, con el crecimiento de tumores en otra parte, aún más delicada: las proximidades de la vertebra torácica 12. El efecto del crecimiento anormal del tejido óseo en esa región fue aún más grave. Al consumir los nervios y las articulaciones de esa parte del cuerpo, la enfermedad hizo que João Paulo perdiera completamente los movimientos de las piernas y de los pies.

Parapléjico y sintiendo dolores terribles, el joven fue nuevamente internado en São Paulo. Otro paquete de exámenes y la nueva propuesta del médico: hacer una cirugía más. "El médico me dijo que tenía un 30% de chance de volver a caminar después de la intervención", recuerda. Creyendo que la operación tendría éxito, João Paulo resolvió arriesgarse y enfrentó otra sesión en el centro quirúrgico. Cuando se despertó en el cuarto, después de haber pasado el efecto de la anestesia, la primera cosa que intentó hacer fue mover la parte inferior del cuerpo. "Cuando vi que movía los pies, tuve la certeza de que había funcionado", cuenta. João Paulo había retomado los movimientos de las piernas y, de pie una vez más, el muchacho podría retomar su camino y regresar a su ciudad natal, Belém.

No iría a ser esta vez que João Paulo se vería libre de las molestias. Durante el período postoperatorio, el cáncer avanzó nuevamente. En abril de 2007 le fue detectada de crecimiento anormal de células en su columna y, así como en la vez anterior, el aumento rápido de los tumores afectó los movimientos de las piernas. Operar era arriesgado y João Paulo necesitó esperar más de un año sin poder caminar, hasta tener condiciones para intentar una nueva cirugía. Cuando el luchador João Paulo pudo finalmente realizarse la operación, recobró una vez más el control sobre sus miembros inferiores y logró caminar. Nuevamente de pie, dejó São Paulo y regresó a su casa en el norte del país.

Parecía que finalmente el problema se había solucionado, hasta que, en agosto de 2011, el fue sorprendido por un nuevo avance de la enfermedad. João Paulo estaba en casa, cuando comenzó a sentir algunas punzadas en el pecho. Asustado, fue corriendo al hospital para pedir medicamentos contra el dolor, pero lo que sería una simple consulta, terminó convirtiéndose en una nueva hospitalización. "Cuando me recibió, el médico decidió internarme. Al día siguiente, yo ya no lograba ni siquiera pisar el suelo", recuerda. Los exámenes mostraron que el empeoramiento súbito había sido causado por un nuevo tumor, esta vez cercano al hueso de la cadera. Esta era la razón por la cual, una vez más, el no podía caminar.

El crecimiento de los tumores y los dolores fueron, poco a poco, convirtiéndose en sinónimos para João Paulo. "El tumor óseo causa mucha molestia porque va carcomiendo los huesos y las articulaciones y va aislando los nervios causando dolores terribles", cuenta el joven. La asociación entre la enfermedad y los dolores era tan grande que, para el, sufrir hacía parte del tratamiento, como si el dolor fuera una carga que debería soportar para haberse curado. Cuando venían los dolores, resistía valientemente, receloso de que se le interpretara como "débil". Los peores momentos, los vivió desde el inicio del tratamiento, cuando no recibía más de una ampolla de morfina al quejarse de los dolores. Los médicos y enfermeros tenían miedo de que una dosis mayor pudiera generar efectos colaterales aún peores. "Era una tortura soportar el crecimiento del tumor sin la analgesia adecuada", recuerda. "Sentía dolores parecidos a los de los huesos fracturándose, acompañados por una sensación de tener un objeto puntiagudo perforando mis órganos por dentro". La incomodidad atacaba varias partes al mismo tiempo, brazo, pecho, columna... y João Paulo no sabía como reaccionar. Fue una grata sorpresa descubrir, en una de sus hospitalizaciones, que era posible controlar el dolor, apaciguando el sufrimiento mientras seguía su lucha por un tratamiento contra la enfermedad oncológica.

Entre las diferentes posibilidades que le fueron presentadas, la más preciosa, ciertamente, fue la bomba de PCA (sigla en ingles para "Patient Controlled Analgesia" o analgesia controlada por el propio paciente). Esto porque antes de usar el aparato, cada vez que los dolores empeoraban, João Paulo tenía que llamar a un enfermero y explicarle lo que sentía para, solo entonces, el enfermero buscar el medicamento y aplicarle una dosis más de analgésico. "Entre el momento en que lo solicitaba y el momento en el que yo recibía el remedio, solía sentir dolores insoportables". Con el aparato instalado en una vena, João Paulo pasó a controlar el mismo la medicación. "Yo escogía cuando no quería sentir más dolor", resume. La bomba es un equipo programado por el cuerpo médico con la dosis límite de analgésicos que el paciente podrá consumir. Así, cuando los dolores comienzan a presentarse, el propio paciente puede accionar un botón, que va a garantizar la inyección de un poco más del medicamento. Eso hace que la medicación llegue más rápido a la corriente sanguínea y evita que el dolor se agrave. "Llegué al límite de 80 ampollas de morfina en un día", recuerda João Paulo. "La doctora no negó el medicamento, aún siendo una dosis alta porque, como ella misma me había dicho, no existe una dosis máxima del opioide". La dosis correcta es una ecuación entre la cantidad necesaria para aliviar el dolor y los efectos colaterales, causados por el remedio. Se debe buscar el equilibrio, con el máximo de eficiencia analgésica y el mínimo de efectos indeseados. Por eso, para cada persona hay una dosis ideal, que siempre debe ser prescrita y orientada por el equipo de tratamiento del dolor. "Siempre reaccioné bien a la morfina. Quedaba bien orientado después de la medicación. Por eso mi médica me dijo que no había problema. Otras personas en el hospital tenían algún recelo, porque nunca habían visto a un paciente usar tanta medicación", recuerda.

Con la bomba PCA, João Paulo logró mantenerse estable en el peor momento de evolución de la enfermedad. "Entre 2011 y 2012 sentí los peores dolores de mi vida. Era como si entrara una espina en mi pecho. Soy cantante y hasta para cantar una nota más alta sentía como una ensartada que no me dejaba ni respirar", recuerda. A esa altura, era posible ya contarle más de 15 tumores extendidos por todo el cuerpo de João Paulo, algunos de ellos cercanos a partes delicadas como la aorta y la médula ósea. Con el aparato, el logró aliviar los dolores, aún con el cáncer en progreso, lo que le dio fuerza para continuar el tratamiento. "Hizo mucha diferencia. Sin el dolor, evolucioné más rápido, tengo menos miedo de entrar a cirugía, me recupero mejor de los tratamientos, me levanto mejor, duermo mejor, me alimento mejor. A veces hasta me olvido de que estoy en un tratamiento contra el cáncer", bromea.

La ausencia del dolor le dio, inclusive, más ánimo para intentar un nuevo tratamiento contra el tumor de células gigantes. Lleno de valor por la nueva etapa en su vida, João Paulo decidió probar un fármaco aún no comercializado en el Brasil.

Solicitó, para esto, un protocolo especial que lo autorizara a adquirir el medicamento en el exterior y a tomarlo con carácter experimental. El efecto hasta ahora ha sido satisfactorio: "Desde que inicié este tratamiento, los tumores dejaron de crecer", dice el muchacho, que después de 15 cirugías y con casi una década ininterrumpida de uso de medicamentos para controlar la enfermedad, se siente finalmente más alegre. Las esperanzas renovadas se sintieron durante su última alta, en el segundo semestre de 2012. Después de uno de los períodos más largos en los que estuvo hospitalizado, João Paulo decidió darle un agradecimiento a la dedicación del cuerpo médico que lo acompañó. El homenaje vino bajo la manera de aquello que el mejor sabe hacer: cantar. Reunió a algunos enfermeros que sabían tocar instrumentos e hizo un show allí mismo, en una de las salas del hospital. Arrancó lágrimas y aplausos con la canción "El Sol", del grupo de Minas Gerais Jota Quest. Finalmente, como en la música, João Paulo puede decir en voz alta y buen tono: "Hey, dolor! ya no te escucho más. No te vas a llevar nada de mi. Hey, miedo! ya no te escucho más. No te vas a llevar nada de mi". Y, con esa certeza, tener fuerzas para seguir una vez más su camino.

Entiende el caso de João Paulo | ¿Qué es dolor oncológico?

João Paulo conoce bien de cerca un problema muy común para los millones de pacientes que sufren de cáncer: el dolor. Este es el factor más citado como causa de sufrimiento para quien sufre una enfermedad oncológica, afecta a, entre el 70% y el 90% de quien posee la enfermedad en etapa avanzada y el 33% de los pacientes en tratamiento, en la fase inicial. En muchos casos (como el del joven), es debido a la aparición de dolores que los pacientes deciden consultar al médico y descubren el cáncer. En otros, la molestia está asociada a los métodos de diagnóstico, como las biopsias. También durante el tratamiento, después de cirugías, radioterapia o quimioterapia, pueden aparecer dolores agudos o crónicos. Aún después de la cura del cáncer, estos pueden persistir, extendiéndose por meses o años. Esto sucede porque muchas veces el crecimiento de tumores (o inclusive el tratamiento) causa alteraciones en los nervios responsables de la transmisión de dolor al cerebro, trastornando su funcionamiento.

Existen tres tipos principales de dolores asociados al cáncer. El primero de ellos, narrado por João Paulo es causado por el crecimiento del tumor sobre los huesos, nervios o viseras. La segunda forma es aquella proveniente del tratamiento y la última es el dolor no relacionado con el tumor o con su tratamiento, como los dolores musculares, la hernia de disco lumbar o la jaqueca. Estas últimas le ocurren a cualquier persona y también pueden suceder en quien tiene cáncer. En esos casos, la molestia no es provocada por la enfermedad oncológica. Es solamente una coincidencia que ambos ocurran al mismo tiempo.

Los impasses en el tratamiento del dolor oncológico

Cuando el paciente de cáncer siente dolores, es fundamental buscar ayuda específica para ese problema. Dolor y cáncer no son sinónimos y el dolor no tratado puede traer otros perjuicios a la salud, ya fragilizada por la enfermedad oncológica. Las molestias pueden hacer que el paciente coma menos, no dormir bien y tener dificultades para moverse, además de aumentar los riesgos de presión, miedo, angustia y aislamiento social. Aún así, muchos pacientes oncológicos no buscan ayuda, muchas veces por creer en una serie de informaciones equivocadas y de mitos relacionados con el tema, terminan entorpeciéndolo todo. Un error común es que el paciente crea que el dolor siempre está asociado con la expansión del área afectada, lo que no siempre es verdad. Otros, así como João Paulo, piensan que el dolor es inherente a la enfermedad y que solo existe tratamiento para los tumores, no para el dolor –y, de esa forma, terminan sufriendo innecesariamente-. Paralelo a esas situaciones, aparece el miedo de enviciarse con los opioides o de sufrir sus efectos colaterales.

Infortunadamente, no solo los pacientes están sujetos a creer en esos mitos. Muchos profesionales de la salud también se guían por tabúes, lo que puede acarrear una valoración incorrecta del dolor, o inclusive llegar a una supervaloración de los riesgos de usar analgésicos opioides, como sucedió durante mucho tiempo con João Paulo. Otro error común es enfocar el tratamiento, únicamente en la cura de la enfermedad, en detrimento de una asistencia global, cuyo objetivo sea la calidad de vida. Finalmente, la propia legislación brasileña es muy restrictiva con el uso de opioides, dificultando el trabajo de los equipos especializados en el tratamiento del dolor.

¡Sin miedo a los opioides!!!

Mucha gente tiene miedo de los opioides por creer que ellos pueden enviciar. La dependencia, sin embargo, es extremadamente rara en pacientes con cáncer y esos medicamentos son fundamentales para el combate de los dolores oncológicos.

Su acción se da sobre receptores localizados en el cerebro y de la médula. Al actuar sobre esas áreas, los opioides reducen la intensidad de los signos nocivos que llegan al sistema nervioso, generando alivio casi inmediato. Algunos de los medicamentos que pertenecen a esa clase, son la codeína y el tramadol (opioides débiles) y la oxicodona, metadona, fentanil y la morfina (opioides fuertes). Ésta última, ciertamente es la más conocida, la más usada y la más investigada entre los opioides.

Además de aliviar el dolor, los opioides tienen otros usos medicinales. Ellos poseen efecto antidiarreico y de reducción de la tos. Debido a su potencia, sin embargo, estos fármacos siempre deben ser prescritos por un médico.

Cómo tratar el dolor oncológico

En 1986 la Organización Mundial de la Salud (OMS) propuso un medio sencillo, barato y eficaz para aliviar los dolores del cáncer, con un éxito de entre el 70% y el 90% de los casos. El método se conoció como "Escala Analgésica" y es utilizado hasta hoy, habiendo pasado por algunas revisiones desde su creación (Ver imagen). Los principios para la prescripción de los analgésicos, según esta herramienta, pueden resumirse en 5 temas:

Tema 1: Cualquiera que sea la intensidad de la molestia, el analgésico será escogido por un médico, de acuerdo con el tipo y la severidad del dolor. La orientación es para que, en la primera etapa, el de los dolores leves, se usen analgésicos simples. Ya en el segundo, de dolores moderados, se usen los opioides débiles. Por último, en el tercer nivel, el de los dolores fuertes, se recomiendan los opioides fuertes. En cualquiera de estos niveles de la "Escala Analgésica" los fármacos coadyuvantes se deben prescribir. Estos pueden ser antidepresivos, anticonvulsivantes, relajantes musculares, corti-coesteroides o neurolépticos, cuya función será ayudar a la acción de los analgésicos opioides, aumentando su eficacia en el alivio del dolor, y, al mismo tiempo, mejorando el apetito, el humor y el sueño.

Fabíola Peixoto Minson

Escalera analgésica de la Organización Mundial de la Salud (Adaptada)

DOLOR FUERTE

Escalón 3 Opioide Fortes

(Morfina, Metadona, Oxicodona, Fentanil, Buprenorfina, Tapentadol)

+ analgésicos simples

+ Adyuvantes

DOLOR MODERADO

Escalón 2 Opioide Simple

(¿simple = fraco?)
(Tramadol, Codeína,)
+ analgésicos simples
+ Adyuvantes
• OBS: Opioides fortes em baixas doses podem ser usados no Degrau 2 (Morfina, Tapentadol, Buprenorfina ou oxicodona)

DOLOR LEVE

Escalón 1 Analgésicos Simples

(Dipirona, Paracetamol o Antinflamatorios no esteroides)
+ Adyuvantes

Tema 2: Siempre que sea posible, los analgésicos deben ser tomados por vía oral. Esta está más indicada en los casos en los que el paciente se está alimentando bien. Cuando existe la presencia de vómitos u otros factores, como intolerancia gástrica o intestinal, se pueden usar otros canales para la administración de los analgésicos, como las vías endovenosas, subcutánea o peridural.

Tema 3: Los analgésicos deben ser administrados en intervalos regulares y fijos de tiempo. por eso, ojo al reloj. No se debe esperar al que el paciente sienta dolor para suministrar la dosis siguiente de medicación. Al final, si ya se sabe que el dolor va a regresar, para que esperar y sufrir?

Tema 4: Cuando se habla de opioides, es válida la máxima que dice 'cada caso es un caso'. No todos necesitarán dosis altas como las que tomó João Paulo para sentirse bien. La cantidad correcta es una ecuación entre el máximo alivio y un mínimo de efectos colaterales. Por eso, lo correcto es iniciar el tratamiento con dosis pequeñas y, gradualmente, aumentarlas hasta obtener el efecto deseado.

Tema 5: Pequeños detalles hacen la diferencia en el tratamiento del dolor oncológico.

Mira abajo algunos ejemplos:

• Los horarios en los cuales los analgésicos deben ser suministrados, necesitan ser bien detallados.

• Los efectos colaterales deben ser previstos y el paciente tiene que saber qué hacer en el caso de que estos aparezcan. Aumentar la ingestión de agua y hacer una dieta rica en fibras, ayuda a quien tiene que usar opioides a evitar el estreñimiento intestinal. En estos casos, podrían indicarse también algunos laxantes.

• El equipo médico debe estar siempre atento para revisar y evaluar la eficacia del tratamiento.

• Las llamadas "dosis de rescate", que son cantidades extra aplicadas en situaciones específicas, pueden ser prescritas antes de la fisioterapia, de esfuerzos físicos o en movimientos en los cuales se prevé que aparezcan dolores más fuertes.

¿Qué es el método PCA?

Uno de los recursos que más se ha desarrollado en los últimos años para el tratamiento del dolor en un ambiente hospitalario, son los sistemas de control de dosis de fármacos. Anteriormente, en este capítulo, presentamos el método PCA, surgido en la década de 1960 (sigla en inglés para "Patient Controlled Analgesia" o analgesia controlada por el propio paciente). El método consiste en un aparato que inyecta analgésico por vía venosa o peridural (Ver imagen). Su accionar es realizado por la propia persona, que, al sentir dolor, oprime un botón y recibe una dosis extra del analgésico. La ventaja del PCA es que éste atiende las necesidades de analgesia del paciente de una manera individualizada y segura. Para garantizar su máxima eficacia, el equipo médico debe orientar a la persona a accionar el botón todas las veces en que el sienta dolor, sin el temor de tomar más medicamento de lo necesario. No hay riesgo de sobredosis porque existe un bloqueo de seguridad en el aparato, lo que impide que la dosis sobrepase el límite diario programado por el médico. La gran ventaja de este método está en mantener dosis más estables del medicamento en la concentración sanguínea.

Analgesia Controlada por Paciente

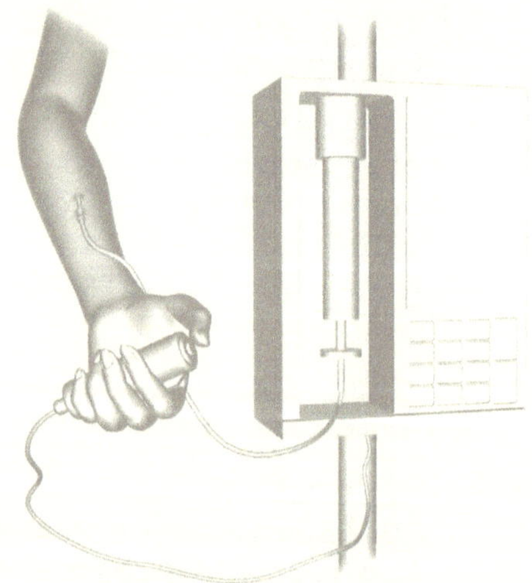

Esta no es la única novedad en esa área. En los últimos años, se han realizado neurocirugías para implantar bombas capaces de liberar los analgésicos directamente sobre el sistema nervioso central del paciente que sufre de dolor. Es un método avanzado y costoso, usado en los casos en los que el control del dolor es muy difícil. Además de esas soluciones basadas en bombas de liberación de analgésico, hay muchas otras. Un ejemplo son los bloqueos anestésicos, en los cuales el medicamento se aplica directamente en los nervios, reduciendo laactividad eléctrica de los mismos. Otra posibilidad es la radiofrecuencia convencional y las neurólisis químicas, que pueden ser indicadas en los casos en los que se pretende destruir la estructura que está causando dolor. En la neurólisis, una sustancia quema los nervios responsables de generar la sensibilidad, mientras que en la radiofrecuencia se obtiene el mismo efecto por medio del calor proveniente de ondas térmicas. Debemos recordar también otras formas de terapia, como la acupuntura, las actividades artísticas manuales, los masajes, la psicoterapia, la musicoterapia y los ejercicios físicos. Bajo supervisión, estas actividades pueden mejorar la calidad de vida de los pacientes con cáncer, reduciendo la desagradable sensación de sentir dolor.

Consejos

- *El cáncer no es sinónimo de dolor. Algunos pacientes no sienten molestias durante la enfermedad.*

- *Todos los tipos de dolor son susceptibles de tratamiento.*

- *El tratamiento del dolor en el cáncer, tiene como objetivo mejorar la calidad de vida del paciente.*

- *La prescripción analgésica correcta debe comenzar lo más temprano posible.*

- *Es importante la participación del paciente en el control de su dolor. Este debe ayudar al equipo médico en la evaluación detallada y en la caracterización de lo que siente.*

- *Los dolores durante el tratamiento de un tumor no significan que la enfermedad esté progresando.*

- *La dependencia o el vicio en opioides es algo extremadamente raro entre la población oncológica.*

- *Los efectos colaterales de los opioides son fáciles de controlar.*

- *Pueden necesitarse técnicas mínimamente invasivas.*

- *La participación de la familia es fundamental en la recuperación del enfermo.*

- *El equipo especializado en el tratamiento del dolor puede actuar en conjunto con el oncólogo desde el inicio del tratamiento.*

Curiosidad

Los opioides reciben este nombre por ser derivados del opio. Ellos pueden ser extraídos naturalmente de la amapola o fabricados sintéticamente en laboratorio. El potencial analgésico de los opioides está descrito por lo menos desde hace 5000 A.C.

El origen de la palabra morfina hace referencia a Morfeo el dios de los sueños en la mitología griega.

Dolor en el adulto mayor

9 | El "peso" de la edad

Se necesitó de casi un siglo para que el dolor, acumulado durante años, derrumbara al ingeniero Nilson. Después de toda una vida de trabajo pesado, abriendo carreteras por el interior brasileño, viajando a lomo de caballo y en cabinas de camión, llegó una hora en la que el cuerpo se reveló.

Al final, como él mismo bromea, cual máquina existe en el mundo que, como él, tiene casi cien años y nunca necesitó de mantenimiento? y, en su caso, más específicamente, la "máquina" ya salió de fábrica con un pequeño defecto. Don Nilson tiene las piernas arqueadas, al estilo del jugador de futbol Garrincha, siendo una de ellas levemente más larga que la otra. Cuando joven, eso nunca fue un problema. Con el paso del tiempo, el "peso de la edad" hizo que lo que antes era solo una peculiaridad física, se transformara en dolor.

Primero en la columna, en la región cervical. Después en las propias piernas. Pero don Nilson, a sus 97 años, es un hombre fuerte y, a pesar de todo, nunca le faltó voluntad ni salud para recuperarse. Nacido en Minas, su padre envasaba cachaça y vendía cigarrillos. El hijo, sin embargo, nunca bebió ni fumó. siempre fue más afín al deporte y a la vida al aire libre. Montar a caballo, jugar futbol y saltar lazo, esas si, eran actividades para él. Tal vez por eso, haya desplegado una energía increíble durante toda su vida, cosa que le permitió hacer todo lo que hizo y que colecciona en su historial.

Cuando Nilson comenzó a trabajar, allá por la década del 40, Brasil era un país predominantemente agrario y con pocas alternativas de transporte entre las regiones. Su primer empleo en ingeniería fue como responsable de la construcción de ferrovías. Un trabajo duro y que exigía buen estado físico. Era necesario podar el terreno y limpiar la maleza antes de instalar los rieles. A caballo, él y los otros trabajadores iban recorriendo el campo y delimitando lo que sería el camino del tren que sale de São Paulo y va hasta Rio de Janeiro. El, como responsable del campamento, además tenía que encargarse de la logística para garantizar hospedaje y alimentación para los cerca de dos mil trabajadores en regiones, hasta entonces, completamente desprovistas de todo. Una vida dura, pero de la cual él y su esposa nunca se quejaron. Por el contrario, aprovecharon bastante los años de juventud por el interior brasileño. Al tiempo con la conclusión de las primeras ferrovías, fueron llegando los primeros hijos y rápidamente, se constituyeron en una gran familia con nueve hijos.

Con el pasar de los años, el trabajo del campo fue siendo sustituido por la oficina y los viajes a caballo, incluyendo una intensa agenda de encuentros por todo el Brasil, que exigía desplazamientos constantes en carro y en avión. La rutina era bastante movida y las funciones se iban acumulando: en la empresa que fundó, en sindicatos, en la federación de las industrias, en invitaciones para conferencias. Don Nilson estaba siempre muy ocupado con encuentros y reuniones en los más diversos lugares del país. Nada parecía ser capaz de detener al ingeniero, que seguía fuerte como una de esas locomotoras para las cuales él había labrado sus caminos. Solo una cosa amenazaba al incansables don Nilson: el tal "peso de la edad".

Cuando pasó de los 60 años, comenzaron a hacerse más claras las señales de que su cuerpo ya no era el mismo de la juventud. Aquélla desnivelación en las piernas, que nunca había sido un problema, a veces le incomodaba. Ya no lograba entrar y salir de un carro o de un avión con la misma destreza de otrora. Poco a poco, aparecían algunos dolores. Dolían, pero pasaban rápidamente y por eso él no le prestaba mucha atención a esas primeras molestias. Inclusive porque, cuando no desaparecían por sí solos, bastaba un medicamento cualquiera, de esos que se compran en la farmacia –generalmente una tableta de Doril®- para lograr poner esa situación bajo control.

El método funcionó durante algún tiempo, pero con el paso de los años, la situación se salió de control. "Cuando llegué a los 90 años, los dolores se agravaron. No me impedían moverme, pero ya me perjudicaban mucho. Me di cuenta que los tratamientos que estaba haciendo eran paliativos: el dolor pasaba, pero enseguida regresaba", recuerda el ingeniero. Un ejemplo era la tableta de Doril®. Éste había llegado al punto en que se tomaba uno antes de cada viaje, para poder aguantar estar sentado todo el tiempo del recorrido. Entre tanto, percibía que a medida que el tiempo pasaba, el efecto del medicamento era más corto: poco tiempo después de tomar el medicamento, volvía a sentir los dolores en la espalda los brazos y las piernas. Ya no podía decir que el dolor era algo episódico. Éste hacía parte de su cotidianidad: se levantaba todos los días ya adolorido, como si hubiera hecho un esfuerzo exagerado el día anterior, lo que ciertamente no era el caso, pues uno de los efectos de las crisis de dolor era justamente el no hacer fuerza. Mientras el estaba despierto y se movía, sentía una leve mejoría, pero en la noche, la sensación dolorosa empeoraba, muchas veces interrumpiendo su sueño. Aún así, seguía cumpliendo religiosamente con todos sus compromisos, inclusive con la misa diaria en la iglesia cercana de su casa. Solo que no lograba ya mantener el mismo humor ni el mismo ánimo. Aquellos que siempre estaban de su lado se daban cuenta claramente cuando don Nilson estaba con Dolores. En esos días, él siempre estaba más introvertido y se quejaba de lo que sentía.

La gota que rebasó la copa, fue el día en que le faltaron fuerzas mientras estaba en el baño y terminó cayéndose al piso. Esa caída asustó a la familia, en especial a su esposa, doña Hilda que tembló al pensar que algo peor le podría haber sucedido a su marido. Pasado el susto, don Nilson se dio cuenta de que los dolores se habían multiplicado, especialmente en la región de la columna, llegando a una intensidad insoportable. Tal era la molestia que ya ni lograba atender sus compromisos, aún hasta las salidas para cenar con doña Hilda tuvieron que ser canceladas. Tampoco pudo asistir al encuentro anual de la familia, evento al cual siempre comparecía. Estos impedimentos comenzaron a aburrir aún más a don Nilson. Él, a quien siempre le gustó estar al lado de su esposa en sus paseos rutinarios, se sentía frustrado por no poder hacerlo. Como siempre fue un hombre muy activo, aborrecía el hecho de no poder realizar ni siquiera el menor esfuerzo, sin sentir dolores.

Sin embargo, como se dice, no hay mal que por bien no venga. Con el agravamiento de la situación, don Nilson resolvió hacer algo que hacía mucho tiempo debía haber hecho: buscar ayuda de un profesional para resolver el problema de los dolores que se agravaron con el aumento de la edad. No lo hizo antes, en parte porque pensaba que lo que sentía era normal, tal vez una consecuencia inevitable del envejecimiento. Solamente cuando empeoró y que comenzó a sospechar que debería existir algún tratamiento para aliviar lo que sentía. Un médico amigo de uno de sus hijos fue quien le recomendó una clínica especializada en el control del dolor y allá fue don Nilson, junto con doña Hilda. El llegó al consultorio con dificultades para caminar y quejándose mucho de un dolor lateral en la región de la espalda, que se irradiaba hacia los brazos y piernas.

Salió de allí con la indicación de un procedimiento de nombre chistoso: se debería realizar una vertebroplastia. La técnica, mínimamente invasiva, se usa para tratar fracturas, en la columna vertebral, especialmente en casos de osteoporosis, que era, finalmente, la razón del dolor de don Nilson. En el método, se realiza una inyección de cemento acrílico en el interior de la vertebra, lo que le devuelve el poder de sostenimiento perdido con la edad. La vertebroplastia se acompañó de algunos medicamentos específicos para el dolor. Esa fue una de las partes más complicada, pues los nuevos fármacos tuvieron que irse ajustando poco a poco, con otros medicamentos que ya hacían parte de la rutina del ingeniero. Como don Nilson sufre de una anemia crónica, necesita recibir transfusiones frecuentes de sangre y usa algunos medicamentos para evitar sobrecargas en su corazón. Fue un trabajo cauteloso, pero con resultados tan buenos que don Nilson lamenta hoy no haber acudido a la clínica antes. Después de ver como mejoró su marido, doña

Hilda también se animó a tratarse un dolor en la rodilla que le molestaba hace algunos años.

La "reparación", como dice don Nilson, en la columna del uno y en la rodilla del otro, dejó a la pareja lista para celebrar sus bodas de vino. Los festejos de los 70 años de casados fueron a comienzo de 2014. El con 97 años y ella con 87 se animaron a estar presentes desde la misa, en la mañana, hasta el último minuto de la fiesta, a las 7 pm. Entraron al salón caminando, acompañados cada uno por uno de sus hijos. Recibieron los homenajes de la extensa familia, que hoy, además de los 9 hijos, está formada por 18 nietos y 8 biznietos. Bailaron el vals bajo la mirada atenta de las tres generaciones de familiares y los aplausos del equipo de salud. Aún al finalizar, regresaron a la casa y pidieron una pizza. "Es una alegría inmensa y un enorme privilegio para nosotros tenerlos así con nosotros", considera Ana, una de las hijas de don Nilson y doña Hilda.

Con los dolores bajo control y la certeza de que el sufrimiento no es el precio que se paga por el envejecimiento, don Nilson ya está haciendo planes. Después de las bodas de vino, el siguiente paso es llegar a los 100 años de edad derrochando salud. Al final, su "máquina" únicamente necesitaba de algunas reparaciones para seguir adelante.

Entiende el caso de Nilson | ¿qué es el dolor en el adulto mayor?

"El peso de la edad". Esa es una expresión común para definir el envejecimiento: como si el paso de los años actuara como una especie de peso sobre nuestro organismo. "El peso de la edad" va, poco a poco llevándose la destreza de la juventud. Mientras pasa el tiempo, la memoria comienza a fallar, las manos tiemblan, el cuerpo cambia. La fuerza disminuye, los huesos se vuelven más frágiles y las articulaciones ya no tienen la misma flexibilidad de antes. Esas alteraciones van abriendo la brecha para el surgimiento del dolor persistente, lo que se puede convertir en una queja común para muchos adultos mayores. Se estima que más de la mitad de aquellos que viven en comunidad sufran con el dolor crónico en la tercera edad. El porcentaje aumenta si se analizan apenas los que residen en hogares geriátricos. Entre ese grupo, el índice llega al 80%. Personas que, como el ingeniero Nilson, siempre llevaron una vida activa, pero que repentinamente, comienzan a sentir el "peso de la edad", que muchas veces llega como una sobrecarga repentina, capaz de derrumbar hasta a los más fuertes.

Generalmente, el dolor en el adulto mayor no viene solo. Éste suele suceder asociado a otras enfermedades crónicas. Sus compañeros más comunes son los desordenes músculo esqueléticos, tales como las artrosis o la osteoporosis. El cáncer (cuya incidencia aumenta en la tercera edad), la acumulación de procedimientos quirúrgicos, las úlceras y las enfermedades cardiovasculares, son otros factores que también aumentan el riesgo de que el adulto mayor sienta dolores. Existen también dolores como consecuencia de ataques cardiacos y dolor neuropático proveniente de diabetes. Sea cual sea el cuadro, el más común entre las personas mayores es sentir molestias de intensidad moderada o severa, y constantes que duran por muchos años, con orígenes y causas múltiples.

Cuando el dolor crónico aparece en el adulto mayor, es importante que la familia y los cuidadores estén atentos y ayuden en la búsqueda del tratamiento. Especialmente porque muchos pacientes no se quejan de lo que están sintiendo por considerar el dolor una consecuencia natural del envejecimiento y, por lo tanto, algo con lo cual deben aprender a convivir y contra lo cual no hay nada que hacer. Otro factor que puede alentar la presencia de dolor crónica en la tercera edad, es la pérdida de la habilidad cognitiva de la persona. Estudios muestran que, en casos de demencia avanzada, el paciente suele recibir un tratamiento más precario contra el dolor que los mayores con el mismo problema, pero con su sistema cognitivo bien preservado.

Existen dos razones que explican esta situación. Por un lado el paciente tendrá más dificultad para expresar lo que siente. Por el otro, muchas veces el equipo de salud otorga menos credibilidad al relato de dolor del adulto mayor con demencia, justamente por pensar que el empeoramiento en la capacidad cognitiva, pueda hacer que la persona reclame más o se queje de lo que no siente. Entre tanto, investigaciones específicas con esa población, demuestran que la mayoría de los pacientes con demencia es capaz de describir lo que está sintiendo. Además, en los casos de pérdida cognitiva más severa, que afecte la comunicación, se pueden utilizar otros elementos para descubrir que el paciente está sintiendo dolores, como veremos más adelante. Es necesario comprender que el dolor contiene un fuerte componente subjetivo, por eso las quejas no deben ser ignoradas, sino investigadas para descubrir el porque de su existencia.

Lo fundamental es tener siempre en mente que el dolor geriátrico es un problema de salud pública que debe recibir especial atención, toda vez que la mayoría de los países ya registra tendencia de envejecimiento en su población. El tema necesita ser más investigado y debatido. Aún siendo los adultos mayores el rango etario más afectado por el dolor, son pocos los estudios que los incluyen. Una de las razones es que, hasta hace muy poco tiempo, ese grupo no hacía parte de las pruebas clínicas para el desarrollo de fármacos, lo que hizo que se descubriera muy poco sobre las peculiaridades de su dolor.

Aparte de ello, aún es común una com-prensión errónea del problema entre los propios cuidadores. Algunos de los equívocos comunes, son creer que los adultos mayores no toleran bien el uso de opioides (lo que no siempre es verdad) y que la sensación dolorosa disminuye con el pasar de los años. Esta última impresión es ocasionada por estudios que muestran una pequeña reducción de la respuesta a los estímulos de dolor en la tercera edad, lo que no significa que, cuando ocurre el dolor, este sea menos intenso. Por el contrario, de lo que ya se tiene conocimiento, aunque parezca existir una reacción menor a los dolores más leves, los adultos mayores están más expuestos a dolores fuertes y persistentes. Otra idea falsa es creer que si el adulto mayor no verbaliza su dolor es porque se encuentra bien. Generalmente, las personas de mayor edad, esperan más para relatar la molestia y cuando lo hacen, ya están en etapas mucho más avanzadas que personas más jóvenes.

Cómo diagnosticar el dolor en el adulto mayor

La demencia y la dificultad para la comunicación verbal, pueden ser grandes obstáculos para el diagnóstico, pero definitivamente no son un obstáculo infranqueable. Existen otras señales que pueden ayudar a entender lo que está sucediendo con el paciente, como sus expresiones de dolor o la aparición de alteraciones en el sueño. Por eso, la observación es uno de los elementos más valiosos para el diagnóstico, debiendo ser usada completamente durante el examen clínico. Una premisa importante es aquella que, en la mayoría de las veces, es más fácil observar el dolor en el adulto mayor mientras el se mueve que en situaciones de descanso. Así, los movimientos cotidianos, como levantarse, sentarse, vestirse o comer, pueden ser usados como herramientas para investigar si el paciente demuestra incomodidad. La externalización de las molestias puede llegar por medio de quejas en tono bajo, gemidos expresiones faciales de dolor o intentos de hacer cesar lo que le incomoda. "Masajear" el lugar adolorido también es un habito común y que indica que hay algo que no funciona adecuadamente en aquella región.

Otro elemento que puede decir mucho en la tercera edad es el temperamento. El com-portamiento agresivo o el repeler, así como la ansiedad, la tristeza o la rabia pueden ser señales de dolor. Existen varias formas de exámenes que combinan estos diversos elementos para ayudar en el monitoreo del dolor en el adulto mayor, especialmente en los casos de pérdida cognitiva. Un ejemplo (Ver cuadro abajo) es la valoración del dolor para casos de demencia avanzada, en la cual se observa la respiración, las quejas o gemidos, las expresiones faciales y el lenguaje corporal.

Adaptación cultural para Iberoamérica

Items	0	1	2
Respiración independiente.	Normal.	Eventual dificultad para respirar. Período corto de dificultad.	Respiración ruidosa con dificultad. Período largo de hiperventilación. Respiración de Cheyne-Stokes.
Vocalización negativa.	Ninguna.	Quejas o gemidos eventuales. Habla en tono bajo con calidad negativa o de desaprobación.	Llama repetidamente de manera perturbada. Quejas o gemidos altos. Gritos y llantos.
Expresión facial. Lenguaje corporal.	Sonríe o es inexpresivo. Relajado.	Triste. Asustado. Cejas fruncidas. Tenso. Agitado y afligido. Inquieto.	Muecas. Rígido. Puños cerrados. Rodillas flexionadas. Resistencia al acercamiento o alejamiento.

Cómo tratar el dolor en el adulto mayor

Como mencionamos anteriormente, es común que el dolor geriátrico ocurra paralelamente con otras enfermedades. Esa combinación puede llevar tanto al enmascaramiento del diagnóstico, como al surgimiento de interacciones medicamentosas indeseadas, en los casos en los que es necesario el uso de remedios para controlar la incomodidad. El estado nutricional de la persona mayor, también debe evaluarse, pues es común que, con el paso de los años, ocurran pérdidas nutricionales significativas, que podrían aumentar el riesgo de efectos colaterales durante los tratamientos, en especial cuando se usan analgésicos. Para algunos pacientes, en la tercera edad, los opioides, los anticonvulsivantes y algunos antidepresivos usados en el control del dolor, pueden llevar a provocar sensaciones indeseadas, como la sedación excesiva, o dejando al paciente confuso y un poco desorientado.

Por esta razón, los analgésicos simples son el tratamiento más usado para el manejo del dolor persistente, leve o moderado, particularmente aquél asociado a condiciones musculoesqueléticas. Eso no significa que los opioides, no anticonvulsivantes y los antidepresivos sean descartados, pero sí que es necesario realizar un balance entre los beneficios y los riesgos de su uso antes de su indicación. La mayoría de las directrices para el tratamiento del adulto mayor enfatizan que el uso de medicamentos es más eficaz cuando se combina con abordajes no farmacológicos. Algunos ejemplos de lo que se puede hacer, son la fisioterapia, así como métodos psicológicos (como la relajación y la terapia cognitiva-comportamental), las interacciones sociales y las terapias complementarias (como la acupuntura). Estas son una manera de garantizar alivio sin que se necesiten altas dosis de medicación, evitando los problemas anteriormente descritos de interacción medicamentosa ó de efectos adversos.

Entiende cómo el envejecimiento cambia la reacción a los fármacos

	Cambios naturales de la edad	**Efectos generados por las enfermedades**
Absorción y función gastrointestinal	El transito gastrointestinal más lento puede prolongar los efectos de medicamentos suministrados por vía oral y parenteral y de liberación continua. El efecto de reducción del trabajo del intestino, natural con el uso de analgésicos, puede ser más pronunciado en adultos mayores	Enfermedades que alteran el PH gástrico, así como las cirugías pueden entorpecer la absorción de varios fármacos
Absorción transdermica	Hay pocas alteraciones. Lo que más influenciará es la tecnología escogida para la aplicación	La temperatura más alta en las fiebres y el dispositivo tecnológico escogido, pueden generar alteraciones
Distribución	El aumento de la proporción de grasa en la composición corporal, puede alterar la distribución de fármacos liposolubles (que se acumulan en la grasa)	La obesidad, junto con el envejecimiento, pueden aumentar el tiempo de acción de los medicamentos en el organismo

	Cambios naturales de la edad	**Efectos generados por las enfermedades**
Metabolismo hepático	Puede haber reducción de la oxidación hepática, lo que prolongará el tiempo de acción de ciertos medicamentos sobre el organismo. Enzimas citocromo, importantes para el metabolismo celular, pueden sufrir modificaciones	La cirrosis, hepatitis o tumores pueden llevar a alteraciones en el proceso de oxidación de las enzimas en el hígado
Excreción Renal	La capacidad de filtración de los riñones disminuye con la edad, lo que puede llevar a una menor producción de orina y, en consecuencia, la acumulación de los medicamentos que deberían ser eliminados. La menor capacidad renal prolonga la actividad de los metabolitos activos (aquellas sustancias activas y que deben ser eliminadas)	La presencia de enfermedad renal crónica puede predisponer al paciente a toxicidad renal. Puede ocurrir la prolongación del tiempo de acción de los medicamentos en el organismo
Efectos colaterales de los anticolinepticos*	Mayor confusión mental, estreñimiento, incontinencia, limitaciones del movimiento	La presencia de enfermedades neurológicas agrava el cuadro

Además de esto, algunas terapias mínimamente invasivas también han demostrado buenos resultados, como las técnicas de inyección intra-articular o la vertebroplastia, ilustrada en el caso de don Nilson y doña Hilda.

Un buen tratamiento es de extrema importancia para garantizar la calidad de vida del paciente adulto mayor. Cuando no se realiza el control sobre el dolor crónico, el cuadro puede progresar, causando otros desordenes. Algunos efectos comúnmente encontrados son: depresión, ansiedad, aislamiento, problemas del sueño, desordenes alimenticios, perdida de peso, problemas cognitivos y limitaciones en la realización de las actividades diarias. Investigaciones con este grupo etario muestran que los adultos mayores con presencia constante de dolor, usan más los servicios de salud que aquellos que no sufren de ese problema. Específicamente entre pacientes que sufrieron fracturas de cadera y fueron operados, la analgesia inadecuada y la ocurrencia de dolor intenso después de cirugía, conlleva a una mayor confusión mental, y una recuperación más lenta, además de mayor dificultad para el movimiento. Por eso la importancia de controlar el dolor, cualquiera que sea la edad del paciente.

Mitos comunes sobre el dolor – Contrastados con la realidad

Mito: El dolor es una parte inevitable del proceso de envejecimiento.

Realidad: El dolor crónico es común después de los 65 años y las condiciones dolorosas, como las degeneraciones articulares (osteoartrosis y artritis), realmente aumentan con la edad. Sin embargo, eso no significa que sea un problema inevitable ni que debe ser tolerado por el adulto mayor. En caso que el dolor le esté molestando al paciente, hay tratamientos y ellos necesitan ser utilizados.

Mito: Los adultos mayores con demencia están en capacidad de relatar su dolor.

Realidad: Diferentes estudios han demostrado que personas con demencia, aún aquellas con intensidad moderada o grave, pueden relatar de manera confiable su dolor. En esos casos, lo más importante es la realización de una valoración individual del paciente, antes de decretar que este no logrará reportar su sufrimiento y usar escalas comportamentales específicas.

Mito: El dolor es fundamentalmente un problema emocional o psicológico.

Realidad: El dolor no está "en la cabeza del paciente". Existen razones físicas que lo explican. No obstante, las emociones negativas pueden empeorar la percepción del dolor en una persona, lo que hace importante identificar cuales son los factores que pueden estar afectando el ánimo del adulto mayor.

Mito: Los médicos(as) y las enfermeras(os) son expertos en dolor.

Realidad: No. El adulto mayor es el verdadero especialista. El dolor es una experiencia compleja y subjetiva y por eso, quien mejor sabrá describirlo es quien lo siente. Cuando el adulto mayor no logre reportar su dolor, ya sea por causa de compromiso cognitivo o de ACV, la persona que mejor lo conoce (ya sea un familiar o un cuidador quien lo acompaña) debe ser consultada.

Mito: Es importante resistir el dolor.

Realidad: Resistir el dolor aún es un acto de mucho valor en nuestra sociedad y es un comportamiento común entre las personas de mayor edad. Infortunadamente, guardar silencio convertirá en algo más difícil el diagnóstico y el tratamiento. Por eso, el paciente debe aprender a relatar lo que siente. Los cuidadores también necesitan entender que el dolor no es un quejido sin motivación. Este es una señal de que algo está mal y debe ser tenido en cuenta.

Mito: Cualquier condición dolorosa causa la misma cantidad y tipo de dolor en todas las personas.

Realidad: La percepción del dolor está afectada por muchos factores, como la presencia de lesiones previas, estrés, fatiga, además del componente psicológico y emocional. Dos personas pueden responder de manera completamente diferente al mismo estímulo del dolor.

Mito: No hay mucho que se pueda hacer para aliviar el dolor de los adultos mayores residentes en hogares geriátricos para la tercera edad.

Realidad: Si existe mucho que se puede hacer. El manejo eficaz del dolor crónico, muchas veces requiere un tratamiento que va más allá de los medicamentos, incluyendo estrategias no farmacológicas, como las actividades físicas y de relajamiento. La familia y el paciente también necesitan ayudar. Es necesario estar, al mismo tiempo, esperanzado y ser paciente para conseguir buenos resultados.

(Contenido adaptado y traducido de Geriatric Pain Website–www.geriatricpain.org).

Consejos

* *El envejecimiento no es sinónimo de dolor.*

* *Aún los adultos mayores con demencia aguda, pueden relatar su sufrimiento. No se debe ignorar las quejas de los pacientes solo porque este tiene demencia.*

* *Existen varias peculiaridades a la hora de formular medicamentos a pacientes en la tercera edad. Es necesario valorar bien su estado nutricional y revisar la presencia de otras enfermedades, así como el uso de otros medicamentos.*

* *La familia y los cuidadores son fundamentales para ayudar en el control del dolor en el adulto mayor, incentivando al paciente a mantener las esperanzas y a ser tolerante durante el tratamiento.*

Dolor en los niños y síndrome del dolor complejo regional

10 | Dolor desde siempre

Hasta ahora, todas las historias de este libro tenían algo en común: eran de adultos que, en algún momento de sus vidas, se vieron afectados por el dolor crónico. Este último capítulo, sin embargo es diferente.

Cuenta la historia de Bruna, una niña que tuvo que aprender desde temprano a lidiar con el dolor. Hoy ella es una joven de 18 años, que tiene mucho que enseñar sobre como enfrentar ese sufrimiento, que ella conoció bien de cerca a los tres años de edad. Bruna aún intentaba sus primeros pasos cuando sintió por primera vez una fuerte molestia. "Era como si estuviera parada sobre brazas y alguien comenzara a ensartar cosas en mis pies", intenta definir la muchacha. Como las quejas de la niña continuaban, la familia decidió llevarla al médico para intentar descubrir lo que sucedía. Regresaron del consultorio con la recomendación de algunos analgésicos simples, que deberían usar siempre que ella tuviera una de esas crisis de dolor, que aún eran periódicas y no muy fuertes. Con la formula y las orientaciones en sus manos, sus padres regresaron a casa creyendo que el desorden sería pasajero. Al final, la hija era aún muy niñita para tener algún problema de salud más serio.

Pasaron semanas, meses y años, pero los medicamentos y las recomendaciones recibidas no parecían ser suficientes.

Siempre que había una crisis, Bruna era de inmediato socorrida y recibía su medicación. Sentía alivio, los dolores desaparecían, pero el problema continuaba atacándola. Con un agravante: con el pasar del tiempo, la molestia comenzó a ser más intensa y a extenderse por diferentes partes del cuerpo. Ya no sentía dolores solamente en los pies, sino que ahora también estaban en las manos. Este empeoramiento generó una nueva visita al médico quien se decidió por un tratamiento más fuerte, a base de opioides y medicamentos capaces de actuar sobre el sistema nervioso. Y, así, la niña que apenas había cumplido siete años, pasó a vivir rodeada de medicamentos pesados y muchos cuidados. Una rutina muy diferente de aquella de los niños de su misma edad. Debido al dolor, no era extraño que Bruna faltara a clase y, muchas veces, no podía reunirse con sus amigos para jugar, actividad que le exigía mucho a su cuerpo debilitado por la enfermedad. Los exámenes escolares, se acostumbró a hacerlos en casa y muchas veces no lograba ni levantarse de la cama en un día de exámenes. Se habituó también a ser siempre la alumna ausente en las fiestecitas y en los eventos de su grupo. Mientras sus compañeritos reclamaban por lo corto del tiempo, especialmente a la hora de jugar, Bruna pasó su infancia haciendo fuerza para que la semana terminara pronto, para ver si quedaba libre de dolores. "Perdí mi infancia. Pasé más tiempo con dolor que en el colegio con mis amigos", cuenta la niña.

Cuando intentaba burlar las limitaciones impuestas por la enfermedad, los resultados, no era nada raro que fueran desalentadores. Guarda en sus recuerdos paseos, viajes y cumpleaños que, de repente, eran interrumpidos debido a una de sus crisis. Como cuando sus padres resolvieron llevarla a ella y a sus hermanos, a pasear en un hotel-hacienda. Para esa época, la niña tenía 10 años y sus hermanos mayores, Gabriel y Larissa, de 12 y 16 años respectivamente. Todo parecía perfecto. Sus padres habían escogido un lugar con piscina, caballos para montar y muchos animalitos, para aquella que sería la primera vez de los niños en una finca. Querían un fin de semana para que quedara en la memoria. Y el momento es realmente recordado hasta hoy por la familia, pero por razones muy diferentes a las deseadas. Las horas dentro del carro le causaron dolores por todo el cuerpo a la pequeña Bruna, tanto que al llegar a la finca, casi ni podía moverse. Durante todo el fin de semana, la niña no lograba ni salir de su cuarto. No fue a la piscina, no vio animales ni paseó por el campo. Montar a caballo, entonces, ni pensarlo. Intentando animarla, Gabriel y Larissa montaron un campamento al lado de la cama de su hermanita menor. El esfuerzo, entre tanto, fue inútil. La molestia se prolongó por todo un fin de semana y el hotel-hacienda quedó en el recuerdo de Bruna como un paseo más frustrado por el dolor.

El desdichado evento hizo que los papás de la niña se decidieran por cambiar el médico de su hija nuevamente. Con diez años, ella ya acumulaba un historial de más de diez especialistas, entre ellos, neurólogos, dermatólogos, pediatras y ortopedistas. Ninguno de ellos, hasta entonces, había sido capaz de encontrar un tratamiento eficaz para Bruna, que no lograba pasar ni una sola semana sin ser nuevamente afectada por una crisis. En cada recaída, los dolores llegaban más fuertes, dejando sin efecto los opioides que le deberían garantizar alivio a la pequeña. Preocupados por la situación fuera de control y por recomendación de una médica que estaba atendiendo a la niña, los padres de Bruna decidieron llevarla a una clínica especializada en el tratamiento del dolor. Era la primera vez que ellos oían hablar sobre esos espacios y, ante la falta de resultados de las otras terapias, parecía una buena idea intentar algo nuevo.

Inmediatamente en la primera consulta, se sugirió un tratamiento diferente a los anteriores. El equipó médico propuso efectuar el bloqueo de algunos nervios. Era el inicio de una batalla más, buscando opciones más eficaces para garantizarle a Bruna una vida sin dolor. En resumen, se le hicieron tres bloqueos: dos a los 11 años y uno a los 12, con resultados bien diferentes. En el primero, para alegría de la niña, hubo una reducción significativa de los dolores que sentía.

En el segundo, sin embargo la eficacia del método no fue la misma, y el alivio fue bastante menor. Ya en el tercero, los dolores en los pies regresaron mientras ella aún se encontraba en la sala de cirugía. Para los médicos, el insuceso era señal de que los bloqueos aún no eran el tratamiento ideal para Bruna.

Para la niña, no obstante, el procedimiento fue la gota que llenó la copa para perder las esperanzas.

Fue cuando la molestia física prolongada comenzó, poco a poco, a generar un cuadro grave de depresión. "Físicamente, sentía un dolor tan intenso que tenía que parar todo y la depresión no me dejaba responder más a eso. Ya no tenía más ganas de vivir", recuerda la niña. El empeoramiento obligaba a tratarla no solamente en su parte física, sino también en la emocional. Durante un año, Bruna recibió atención psiquiátrica y tratamiento con medicamentos antidepresivos. Ese refuerzo de la terapia complementaria fue lo que le devolvió la calma necesaria para probar con otros métodos para el control de su dolor.

Recuperar la serenidad fue fundamental, pues fueron necesarios algunos intentos y algo de tiempo para encontrar un método eficiente con el fin de controlar la enfermedad. Bruna pasó por dos pequeñas operaciones para retirarle algunos haces de nervios simpáticos. La primera, a los 13 años y la segunda, a los 14. En estos intentos, una vez más, la niña experimentó reacciones diferentes de su cuerpo a la intervención. Mientras el primer procedimiento ofreció alivio, el segundo fue ineficaz y los dolores regresaron. Los resultados hicieron que el cuerpo médico optara por un método un poco más radical que los bloqueos o la extirpación de los haces nerviosos: la neuroestimulación medular. El procedimiento se reserva para aquellos casos de difícil tratamiento del dolor neuropático. El método consiste en una cirugía mínimamente invasiva, por medio de la cual se colocan pequeños electrodos cerca de la médula espinal. A través de estímulos, es posible moderar el dolor que siente el paciente. El alivio, como en el caso de Bruna, no siempre es inmediato. "Durante los primeros meses, cuando estaba adaptándome al aparato, aún sentía mucho dolor", cuenta. Después, sin embargo, la molestia comenzó a debilitarse cada vez más y en el último año, la niña no tuvo más de dos o tres crisis.

Con el problema finalmente bajo control, Bruna está viviendo una nueva fase de su vida. Es cierto que el largo período de convivencia con el dolor dejó secuelas, como la silla de ruedas que se vio obligada a adoptar debido a la atrofia causada en los pies por la falta de movimiento. Las ganas de vivir de la joven, son mucho mayores que cualquiera de esas contrariedades impuestas por el dolor crónico. Después de tachar el problema de su agenda, Bruna logró tener tiempo y fuerzas para ir detrás de un sueño que, en tiempos de dolor, parecía siempre distante: el de entrar a la universidad. Lejos de su cama, tomó los libros y consiguió pasar para estudiar periodismo. En la universidad a encontrado un nuevo mundo, aun mejor que aquel que, a distancia, se imaginaba. Un mundo de superación y de realización académica y personal. "Acostumbro a decir que vida, realmente comencé a tener después de la universidad", bromea Bruna. Si en el pasado la niña se veía en problemas con faltas y más faltas al llamado a lista, ella ahora se podía enorgullecer de acumular poquísimas ausencias al salón de clase. La presencia constante le ha permitido conocer gente y hacer muchos amigos, algo que tampoco vivenció cuando era niña. Fue entre sus nuevos amigos, durante la fiesta para adolecentes, que ella se dio cuenta por primera vez que estaba realmente bien. No sentía ningún dolor, ninguna molestia ni ninguna angustia. "Estaba todo el mundo en un bar, al comienzo del semestre, y me di cuenta que yo también estaba ahí. Estaba sonriendo y me sentía mejor. Fue cuando percibí que ahora vivo una nueva vida, sin dolor", cuenta.

Y si el recuerdo de su primera vez en aquella finca era permeada por tonos de gris, su primer viaje sus padres, para el fin de año del 2011, llegaron las memorias llenas de color. La decisión de entrar al carro y tomar carretera no fue fácil. Finalmente, y hasta entonces, viajar era sinónimo de sufrimiento para la niña, imaginémonos como sería sin tener a alguien de la familia cerca. Aún así, con el apoyo de los amigos, Bruna decidió afrontar la carretera e intentarlo una vez más. Era un momento nuevo en su vida, los dolores estaban controlados, porqué no tener una experiencia? Se llenó de coraje, empacó las maletas y, con otros 12 compañeros del curso de periodismo, tomó la carretera rumbo a Itupeva, en el interior de São Paulo. Terminado el viaje, sin mayores problemas, era la hora de su mayor prueba: salir del carro. En los primeros movimientos después de descender del vehículo, no lo podía ni creer: no sentía ninguna molestia, finalmente el trauma estaba superado. Fueron tres días inolvidables para la joven, que la hicieron soñar con vuelos aún más altos. "Quiero conocer París y Canadá", responde de inmediato cuando se le pregunta sobre cuales son los próximos viajes que tiene en mente. A diferencia de cuando era niña, cuando ella hacía fuerza para que el tiempo corriera y que el dolor pasara, ahora lo que ella más quiere es que las cosas anden despacio, para tener tiempo de disfrutar de todo a lo que tiene derecho.

Entiende el caso de Bruna | ¿Qué es el dolor en los niños?

Por un lado, la infancia es el período de la vida que se entiende como una etapa llena de alegría y de ligereza, sin grandes preocupaciones o frustraciones. Por otro lado, la enfermedad crónica es una enfermedad sin cura, que requiere de vigilancia por parte de los pacientes durante el resto de sus vidas. Cómo dos cosas tan opuestas se pueden encontrar en la vida, como le sucedió a la pequeña Bruna? Infortunadamente, infancia y enfermedad crónica no están tan distantes como nos gustaría. Durante mucho tiempo, sin embargo, la propia ciencia de la medicina se rehusaba a creer en ese posible encuentro. El efecto sobre el conocimiento científico de esa interpretación aberrante fue devastador: en el último siglo, se estudió y descubrió muy poco sobre lo que ocurre en casos como el de la niña, con dolor pediátrico. Sin evidencias científicas, las decisiones sobre el tratamiento quedaban a merced de las creencias y experiencias personales de cada médico. Muchos creían que, en el pequeño organismo infantil, el dolor no alcanzaría intensidades tan fuertes como aquellas observadas en los adultos y, por lo tanto, los pequeños pacientes podrían ser tratados con analgésicos más livianos. Sumado a esto, había un recelo generalizado de que los niños y las niñas serían más susceptibles a enviciarse con los medicamentos a base de opioides, lo que haría que la mayoría de los profesionales evitara este tipo de tratamiento en infantes.

Como resultado, durante décadas, los avances en el tratamiento del dolor no se aplicaban al dolor pediátrico, haciendo que la mayoría de los niños que desarrollaban el problema, sufrieran innecesariamente. Algunas pocas investigaciones que involucraban niños y niñas explican cómo era la situación. Una investigación de 1968, por ejemplo, realizada en una unidad de cuidados intensivos, mostraba que apenas el 14% de los pequeños pacientes internados recibía opioides para el alivio del dolor. Además de eso, solamente el 3% de los niños que se recuperaban de cirugías, eran medicados con analgésicos. La razón era la aparente "buena tolerancia de aquellos niños y niñas ante las molestias".

Dicho panorama comenzó a cambiar dentro de la comunidad científica solo en los últimos 30 años, cuando comenzaron a aparecer observaciones más avanzadas sugiriendo que el dolor no es una exclusividad de la vida adulta. Por el contrario esta se siente desde muy temprano, surgiendo cuando aún estamos dentro del útero de nuestras madres. Poco a poco se fue revelando que, por el contrario de lo que se imaginaba, cuando el asunto es de dolor, el organismo infantil es más frágil que el del adulto. La razón está en el hecho de que, aunque el sistema nociceptivo se forme dentro del propio útero, este sigue en formación después del nacimiento lo que hace que su respuesta ante los estímulos sea mayor en los pequeños que en los adultos.

Además de los hallazgos científicos en la existencia del dolor pediátrico, otro avance importante fue descubierto sobre los estímulos dolorosos, que son vivenciados de maneras muy diferentes en cada niño. El sexo, la edad, el temperamento, las experiencias previas con el dolor, el nivel cognitivo y aún hasta la familia y la comunidad en donde ese niño o niña habita, influencian en su reacción, convirtiendo la experiencia de dolor en algo aún más subjetivo. Es una ecuación compleja que va a determinar el efecto final: El dolor en el niño involucra lo que él y sus padres entienden como dolor, lo que ellos y el equipo de salud deciden hacer y, como todos, se sienten después de la intervención. Desglosar todos esos componentes fue fundamental para el desarrollo de métodos más apropiados para medir y definir los diferentes tipos de dolor pediátrico.

En este nuevo escenario, la edad del niño pasó a hacer la diferencia. Hoy se usan valoraciones diferentes de acuerdo con el rango etario del paciente, o obedeciendo a por lo menos tres grandes grupos de edad: lactantes, preescolares y escolares / adolecentes (Ver cuadro "Análisis de dolor de acuerdo con la edad"). Los tratamientos también fueron, poco a poco, ganando notoriedad. En 1987, un estudio deshizo la antigua creencia de que no se necesitaba formular analgésicos para los pequeños, al comprobar que la morbilidad y la mortalidad eran mayores en los grupos de niños y niñas no medicados. Después de esa revelación, finalmente los niños pasaron a recibir medicamentos en dosis más adecuadas y en intervalos regulares. En 1995 el Consejo Nacional de los Derechos del Niño y del Adolecente, por medio de la resolución 41, aprobó y declaró el "derecho a no sentir dolor, cuando existen medios para evitarlo". Otro tabú que fue vencido fue el de la contraindicación de opioides para los pacientes infantiles. Lo que se descubrió fue que, desde que esté bien indicado y aplicado, no hay problema en usar esos medicamentos para el tratamiento de los niños.

Métodos de valoración del dolor de acuerdo con el rango etario

	Relatos del niño	Alteraciones del Comportamiento	Alteraciones Fisiológicas
Lactante	No ocurren de forma objetiva	Las expresiones faciales (frente prominente, surco nasolabial profundizado, temblor de la mandíbula, etc.), llanto, irritabilidad, movimientos corporales, observar patrones de sueño y apetito	Aumento de la frecuencia cardiaca, presión arterial, frecuencia respiratoria y sudoración.

	Relatos del niño	**Alteraciones del Comportamiento**	**Alteraciones Fisiológicas**
Preescolar	Escala de palabras, de gestos, de colores	Reducción de actividades lúdicas. reducción de la atención. Irritabilidad, alteración del sueño y apetito.	Ocurren en dolores agudos
Escolar y Adolescente	Autorrelato, Escala de Gestos, Visual Analógica, Escala Numérica de Dolor, Diagrama Corporal	Irritabilidad, reducción de la atención	Ocurren en dolores agudos

Todos estos avances cambiaron mucho el perfil de las intervenciones para controlar el dolor pediátrico. Esto no significa, todavía, que ya todo el camino fue recorrido. Se necesita aún conocer mejor la manera como el sistema neurológico se desarrolla en los primeros años de vida. Actualmente se sabe que los niños son particularmente vulnerables al dolor debido a la mayor sensibilidad en comparación con los adultos. Ahora es necesario aprender más sobre el modo como las señales originadas en los estímulos dolorosos se procesan durante la infancia. Otro punto oscuro y que necesita ser mejor dilucidado es una posible mayor vulnerabilidad de las jóvenes adolecentes al dolor crónico, cuando se comparan con sus pares masculinos.

Escala de Gestos Wong-Baker

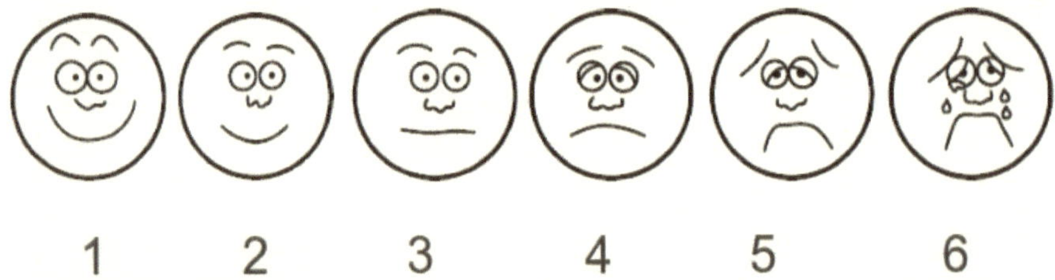

Clasificación del dolor:

0 - Sin Dolor

1 – 2 – Dolor leve

3 – Dolor Moderado

4 – Dolor Fuerte

5 – Dolor Insoportable

Escala de Gestos por Mauricio de Sousa

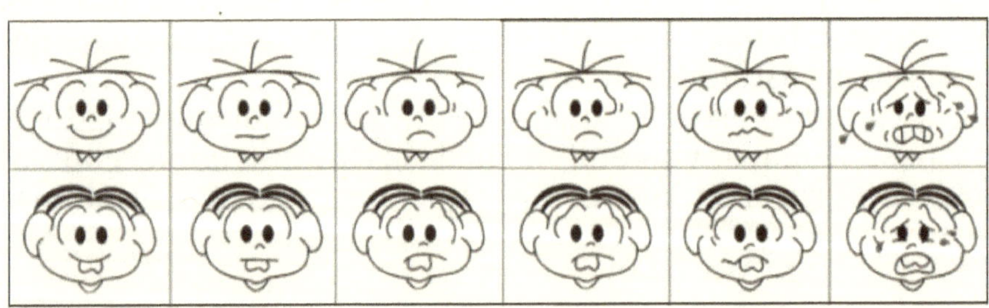

© Mauricio de Sousa

Avanzar en esas áreas es fundamental, una vez que el dolor en la infancia puede generar secuelas físicas y psicológicas para toda la vida. Además, aunque es poco conocido, el problema tiene una prevalencia relativamente grande. Se calcula que una de las causas más comunes para la atención de niños y niñas en los servicios de emergencia, con prevalencia de alrededor de el 52 al 61% de los casos. Los orígenes de las molestias más frecuentes, son los traumas, las infecciones y las inflamaciones. Los niños también pueden sufrir de cefalea, dolores lumbares, articulares, miofaciales o cualquier otro síndrome doloroso. Cuando no son tratados, los dolores continuos pueden generar modificaciones en el desarrollo del niño, dando lugar a problemas duraderos, como desordenes alimenticios y del sueño y déficit de atención y de aprendizaje.

¿Qué es el síndrome del dolor complejo regional?

Demos el primer paso para entender el caso de Bruna al explicar el dolor en niños y adolecentes. Como ya lo dijimos, varias pueden ser las causas de síndromes dolorosos en la infancia y pueden ser diversos los síntomas presentados. En el caso de Bruna, el problema que tanto la afligía, corresponde a un nombre largo: es el Síndrome de Dolor Complejo Regional. Ese nombre se le dio hace menos de 20 años, por parte de la Asociación Internacional para el Estudio del Dolor (IASP) y caracteriza un tipo de molestia que afecta a una de las extremidades del cuerpo, causando hinchazón, mayor sensibilidad, sudoración, alteración de la coloración y dificultad de movimiento. Cuando la entidad creo el término, el objetivo era unificar diversos tipos de dolor semejantes, como la distrofia simpático refleja, la causalgia, la algodistrofia y la atrofia de Sudeck. Al reunir estas enfermedades, la IASP estableció criterios generales de diagnóstico y los clasificó en dos grandes tipos:

Tipo 1: En estos casos, una herida pequeña ocurre antes de la aparición de los síntomas, sin evidencia de involucramiento del sistema nervioso. La respuesta a esa lesión inicial, entre tanto, es totalmente desproporcional al evento desencadenante y el dolor pasa a sentirse más allá del territorio del un único nervio periférico. Esa es la forma más común del Síndrome Complejo Regional, llegando a más del 80% de los pacientes que poseen esta alteración.

Tipo 2 (Causalgia): Se instaura después de lesiones de un tronco nervioso y está limitada a la región de distribución del nervio inicialmente lesionado. En algunos casos, el dolor puede ampliarse y llegar a una distribución regional.

En el caso de Bruna, ella tenía una enfermedad dermatológica genética rara, conocida como Síndrome de Meleda que causa descamación en manos y pies. Fue justamente después de la manifestación de la enfermedad, que la niña comenzó a sentir los dolores. De acuerdo con los estudios realizados para determinar la prevalencia de este tipo de dolor, estos son más comunes entre las mujeres (relación 3:1) y adultos jóvenes. Casos como el de Bruna son relativamente raros.

Cómo diagnosticar el síndrome de dolor complejo regional

El diagnóstico del síndrome es clínico. Los síntomas más comunes son dolor, sudoración y alteración de la temperatura, reacciones que son comunes también en otras dolencias como la vasculitis, la artritis reumatoide y la trombosis venosa. Por eso, el diagnóstico aún en la fase inicial, puede ser difícil. Los exámenes complementarios pueden ayudar a resolver el complicado rompecabezas, excluyendo otros problemas y haciendo el diagnóstico diferencial. Los pacientes con la enfermedad, generalmente presentan por lo menos una de las alteraciones descritas a continuación:

- Exceso o pérdida de sensibilidad en la región afectada.

- Alteraciones en la temperatura o en el color de la piel.

- Aparición de edemas, exceso de sudoración.

- Limitación en la amplitud del movimiento, temblores, contracción involuntaria de los músculos, debilidad o alteraciones en el crecimiento del pelo y de las uñas.

Ya en lo relacionado a los exámenes complementarios, se pueden solicitar la termografía, el doppler y la cintilografía ósea. En las etapas más tardías, en las cuales predominan las atrofias, puede necesitarse exámenes radiológicos. Por medio de ellos es posible detectar las alteraciones en los huesos, que comienzan a fragilizarse debido a la reducción de la movilidad y, en algunos casos, es posible identificarlas en las imágenes de destrucción de las articulaciones y otras alteraciones degenerativas. Era esa la situación de Bruna cuando la niña comenzó a usar silla de ruedas para poder desplazarse.

Como tratar el síndrome de dolor complejo regional

Como los mecanismos involucrados en el surgimiento y en el mantenimiento del síndrome de dolor complejo regional son aún desconocidos, el tratamiento para esa enfermedad es un reto para los médicos. Se sabe que existe una disfunción del sistema nervioso simpático, pero la mayor parte de los métodos aplicados no tienen evidencias científicas sólidas. Lo que se hace es adaptar estrategias usadas en otros tipos de dolor, especialmente en las neuropáticas, sin embargo, no siempre el tratamiento es capaz de arrojar un resultado sobre todos los aspectos peculiares del síndrome. Esa es la razón por la cual suceden situaciones como las que vimos en este capítulo, en el que un método no llega a generar el efecto esperado por tiempo prolongado y es necesario apelar a otro hasta encontrar el tratamiento adecuado.

Sin alivio, es común instaurar un círculo vicio-so en el cual, para defenderse del dolor, el paciente trata de evitar movimientos o determinadas posiciones, lo que genera deformidades, malas posiciones y, finalmente, más dolor, como lo ilustra la historia de la joven. Esto convierte el síndrome de dolor complejo regional en algo extremadamente incapacitante si no se trata precozmente. En un estudio de la década de 1980, se mostró que apenas uno de cada cinco pacientes lograba retomar sus actividades normales. Ese alto poder incapacitante implica una atención multidisciplinaria para los casos del síndrome, de manera que no solamente se garantice el alivio del dolor, sino también la rehabilitación de los miembros afectados y el apoyo emocional al paciente. Actualmente hay grandes probabilidades de revertir el síndrome, desde que éste sea diagnosticado y tratado desde su fase inicial.

¿Qué es la neuroestimulación neural?

Como se mostró en el caso de Bruna, cuando las terapias convencionales fallan en el tratamiento del dolor crónico, una de las opciones que ha mostrado ser eficaz es la neuroestimulación medular. El método ha sido usado en las situaciones en las que el equipo médico constata que los otros intentos, como los medicamentos y los bloqueos, son insuficientes para generar buenos resultados. Cuando esto sucede, se hace la implantación de electrodos sobre la médula. El procedimiento fue descrito por primera vez en alivio del dolor crónico intratable a finales de la década de 1960. De ahí hacia acá, el sistema evolucionó mucho y pasó a ser recomendado para los casos de dolores neuropáticos o síndrome de dolor complejo regional en el que no se encuentra alivio para el paciente después de 12 a 16 semanas de tratamiento convencional.

El método de neuroestimulación usado actualmente consiste en, después de la anestesia local, colocar electrodos (pequeños cables flexibles y finos, con conductores eléctricos) en la espalda del paciente, dentro de la columna vertebral. Esos electrodos son conectados a una pequeña batería, que va a generar corriente eléctrica de baja intensidad.

Este último actuará entonces sobre las regiones adoloridas, otorgándole alivio al paciente. Esto sucede porque la corriente eléctrica tiene la capacidad de modular las alteraciones existentes en el sistema nervioso central de los pacientes. Estudios de eficacia del método muestran que, en más del 70% de los casos, hay reducción del dolor y del edema después del uso de neuroestimulación, con la mejoría del flujo sanguíneo, normalización de la temperatura y disminución de la disfunción muscular.

Consejos

Para el dolor en los niños

• Como ocurre en los adultos, al someter a un niño a una cirugía, *se deben tomar todas las precauciones posibles para aliviar el dolor, antes, durante y después de la operación.*

• *Las quejas de dolor se deben tomar en serio. Existen varios métodos para inferir el tipo y la intensidad de la molestia sentida por el infante.*

• *La atención de los padres a las modificaciones de ánimo y del comportamiento es fundamental, especialmente en las fases en las que el niño aún no logra verbalizar lo que siente.*

Para el síndrome del dolor complejo regional

• *Es importante buscar tratamiento temprano, ya que la enfermedad puede causar daños irreversibles.*

• *Estar atento: si después de alguna lesión (aunque sea pequeña) se presenta dolor, sudoración, cambio de coloración y de temperatura del miembro, busque un centro especializado para el tratamiento del dolor.*

• *Se han obtenido buenos resultados para el tratamiento de los casos avanzados, por medio de los bloqueos simpáticos o del uso de la neuroestimulación.*

11| Un pedazo de fierro con corazón de león

*Mi nombre es *Carlos Rodríguez de Bolivia...*

El día 14 de marzo de 2020 ingresé a una cirugía para realizarme la "Manga Gástrica" además para que me efectuaran el retiro de mi vesícula.

Efectivamente, me realizaron ambas cirugías. A los dos días me dieron el alta médica y, un día después, es decir al tercer día de las intervenciones, estaba caminando en mi casa, como me lo indicó el doctor. En ese momento sentí un dolor en la parte baja de mi abdomen, zona intestinal. De inmediato mi esposa me llevó a la clínica. Yo sentía un frío muy intenso, además de un dolor indescriptible. Presenté convulsiones y, acto seguido, después de algunos estudios, me operan de emergencia. Me despierto después en la Unidad De Cuidados Intensivos y me encontré con la sorpresa de que me habían colocado algunos drenajes en mi abdomen. Fue ahí que comenzó mi calvario. Estamos hablando del 18 de marzo de 2020. El doctor me indicó que encontraron una fístula, cosa que hasta ese momento no conocía su significado. Permanecí en la clínica durante 10 días, obviamente con los drenajes. Recibo nuevamente el alta, regresé a casa, permanecí 24 horas y tengo que volver a la clínica. En esa ocasión ingreso ya a una clínica diferente. Esta es la mejor clínica de mi ciudad. Allí fui atendido y estuve internado durante 25 días. De nuevo recibo el alta, ya estamos hablando del mes de abril, pero en menos de 24 horas, a las 6 de la mañana, le pido a mi esposa que me interne nuevamente ya que estaba padeciendo de dolores insoportables que no paraban.

Regresé entonces a la clínica donde los doctores, al leer uno de los tantos estudios que me hicieron, no se habían percatado de que yo había sufrido un derrame pleural. Me realizaron entonces algunas punciones para retirar el líquido de la pleura, me instalaron un drenaje adicional en la zona de las costillas. Así estuve por espacio de otros 20 días, internado en la clínica. Recibí el alta nuevamente y estuve 3 meses con los drenajes.

Durante este período me practicaron aproximadamente 12 endoscopias, donde me cauterizaban, me abrían, me cerraban el esófago, parte del diafragma y así continué padeciendo. Me cambiaban los drenajes constantemente. Finalmente llegó el mes de septiembre. En ese mes, mi padre, con tanta angustia, tomó la decisión de enviarme a los Estados Unidos, pero ya era demasiado tarde, debido a que me sobrevino un ataque de dolor devastador. Habían pasado ya 6 meses y no había mejoría. En ese septiembre ingreso a una clínica privada, donde soy operado 5 veces seguidas, según el doctor porque era necesario realizarme un bypass gástrico, luego apareció un nuevo derrame en zona abdominal, seguidamente se presentó una oclusión intestinal. En resumen, tuve que ingresar al quirófano casi que día de por medio.

Llegué a unos extremos realmente lamentables, donde mi salud se había deteriorado de tal manera que yo ya prácticamente era inoperable.

Con todo esto mi familia decide cambiar de médico. Recogió mi caso un reconocido especialista, quien me indica que tendría que hacer una cirugía exploratoria para poder saber qué era lo que yo tenía. Después de 7 intervenciones en 6 meses. El doctor me realiza dicha cirugía exploratoria y al despertar me informa que él debía "desconectar" mi aparato digestivo, ya que me encontraba al borde de una septicemia. Me hicieron entonces una yeyunostomía, además de una esofagostomía.

Esta cirugía fue bastante delicada, me "desconectan" mi aparato digestivo y ahí yo tendría que esperar entre 3 y 6 meses para que todos mis tejidos desinflamaran para poder realizar una reconstrucción de mi sistema digestivo.

No obstante, con el pasar del tiempo mi salud, mi estado de ánimo y mis dolores empeoraban. Esta vez estuve aproximadamente 25 días internado y en octubre regreso a mi casa, con los cuidados de una enfermera 24 horas, además de mi esposa Diana. Mi padre viajaba al Brasil a traerme una alimentación especial, magnífica, que era la que me mantenía mi parte nutricional de maneta sostenible. El médico nutricionista, excelente, me formuló este tipo de nutrición. Me alimentaban a través de una máquina que iba directamente hacia el intestino y como tenía la esofagostomía, yo no podía ingerir nada de líquidos ni alimentos sólidos porque todo se me salía por un orificio que tenía en el cuello. Continuaron pasando los días y yo continuaba decayendo, cada día peor y llegó un punto en el que la Morfina ya no producía ningún efecto, la Metadona, que es un analgésico muy fuerte, tampoco me estaba aliviando. El Ondansetrón no me hacía nada y ya mis dolores eran bastante graves. Además de todo eso eran tiempos de la pandemia y por razones gubernamentales no permitían abrir los cielos para yo poder ser parte de un vuelo de evacuación médica humanitaria, aunque yo ya tenía todo listo para viajar a los Estados Unidos o al Brasil. Tan pronto abrieron, decidí viajar a Brasil ya que tenía la oportunidad de estar en São Paulo en el Hospital Albert Einstein.

Todo este padecimiento que tuve que atravesar de tanto dolor y martirio, un viacrucis, me dijo alguien alguna vez, era ya la segunda fase de esta pesadilla porque desde octubre que salí de la clínica en Bolivia hasta Marzo de 2021 que aguanté, estamos hablando ya de un año. Yo pasaba las 24 horas del día con bastante dolor, yo gritaba y lloraba debido a esto y tuve pésimas experiencias con los drenajes. Me suturaban en vivo, sin anestesia me retiraban los drenajes aún estando yo consciente, unas mangueras bastante largas, en fin, era algo muy traumático.

Durante las noches, como no lograba dormir, yo leía bastante, cada día me informaba más sobre cómo se manejaba una persona con su sistema digestivo "desconectado" y como sería el futuro viviendo sin estómago, que es mi situación actual. Yo vivo sin estómago actualmente. El 6 de marzo del 2021 pensé "yo ya no doy más" estaba pesando 49 kilos, ya me sentía muy cansado, me dolía mi esqueleto humano, como mencioné antes, ningún medicamento por fuerte que fuera surtía efecto alguno. Llamé a mi esposa y yo al ver que ya estaba en ese peso tan bajo le digo "no puedo más" me hacen mis documentos y ese mismo día me evacúan de inmediato hacia el Brasil. Mi estatura es 1.87 y pesaba 141 kilos antes de este doloroso proceso, así que mi constitución era bastante grande. En aquel momento ya mi estructura corporal era de aspecto esquelético.

Ya en Brasil, inicié mi contacto con los doctores de allí y para mí comienza mi alegría de la esperanza de vida que aún yo conservaba, aunque al mismo tiempo me asusté ya que los médicos se sorprendieron de mi estado lamentable en el que llegué a ese país. Uno de los doctores me dijo que no podía creer que yo pudiera llegar con vida a estar en esas condiciones. Él me inyectó una sustancia que no supe que era, ya llevaba yo 24 horas sin alimentarme, pero esa sustancia me hizo fuerte, me sentó muy bien, fui internado en el hospital. Acto seguido conocí al primer doctor brasileño, quien me atendió muy bien, además del doctor titular encargado, una gran eminencia. Él me dice: "Vamos a hacer todo lo posible para que tu estés bien".

Obviamente mi fe puesta en Dios y en la Virgen, además de estas personas, aunque yo aún padecía de mucho dolor, conocí a las dos doctoras especialista y pertenecientes al equipo, a una de ellas le dije: "Doctora, no quiero sentir más dolor". Ella me dice: "Mira, yo te voy a instalar una máquina para que tú mismo administres tu dolor". La máquina de Fentanilo.

De tanto yo leer sobre medicamentos, sedativos, analgésicos, opioides, anestésicos y sustancias para calmar el dolor que a mí ya no me hacían ningún efecto, dentro de todo, yo tenía bastante temor de usar Fentanilo porque este es muy fuerte y aún más adictivo que la heroína. Así que le dije: "Doctora, yo le tengo miedo al Fentanilo, yo prefiero aguantar el dolor porque ese fármaco es muy malo" y ella me respondió: "Tú no te preocupes, yo soy una especialista en el dolor, confía en mi". Y así fue. Me pusieron una sonda en el brazo derecho, que va a una arteria del corazón y por ahí me administraban todo. Poco a poco fueron manejando el dolor, de manera que yo mismo era quien lo administraba. Tuve toda mi confianza depositada en el doctor titular, quien me iba a hacer la reconstrucción, en su maravilloso colega, que trabajaban de la mano, confié muchísimo en las dos doctoras, quienes me administraban el control del dolor.

Mi dolor fue tan grande, que ellos mismos estaban tan sorprendidos, me hicieron un estudio del corazón y su sorpresa era cada vez mayor. Me manifestaron que no sabían cómo yo había aguantado un año de tanto martirio y que eso solo era posible solo si mi cuerpo y mi mente fueran muy fuertes. Mi corazón estaba perfecto después de haber recibido tantos medicamentos.

La Doctora especialista en manejo del dolor se emocionó bastante y entró en llanto, comenzó a rezar y me dijo: "tú no eres humano. Eres un pedazo de fierro con un corazón de león". Me tomó de la mano, me dijo que iba a estar muy bien y que tuviera mucha fe en Dios. Yo con esas expresiones y mi estado lamentable, nunca perdí la fe y cada vez con ganas de salir adelante, salí de allí en camilla y ya me comienzan a preparar para la reconstrucción. Establecí una relación de mucha confianza con todo el equipo médico realmente maravilloso.

Después de casi dos meses, me cerraron la yeyunostomía, lo cual fue una operación bastante larga, 9 horas recuerdo, fue un éxito y debo mencionar una vez más al cuerpo médico, pues son todos unas eminencias, me salvaron la vida. Al salir me dice el doctor jefe: "Escúchame: yo te voy a atender como a un amigo" a lo que yo le respondo: "No! No quiero que me atienda como a un amigo, yo quiero que me atienda como a su hijo". Él se reía mucho, así que entramos en una gran convivencia con todos los médicos. Los aprecio mucho y confié totalmente en ellos. Su calidad humana es excepcional. Deposité tal confianza, que les entregué mi vida (no tenía otra). Yo ya estaba confiando en ellos y me dice el mismo doctor que haría el cierre en la parte de mi tráquea, lo hacen y en seguida hablo con la doctora especialista en dolor. Yo hasta ahí ya recibía una dosis de, creo, 16 cc de Fentanilo, unos 5 o 6 disparos de la máquina a cada hora. Yo preocupado le pregunté a la profesional que como iría yo a dejar la máquina, a lo que ella me respondió que estuviera tranquilo, que harían ellos lo que mandan los protocolos y, en seguida, exitosamente me operaron nuevamente a finales de mayo, del cuello, me efectuaron la reconstrucción, me dieron de alta y seguí el tratamiento con unos parches de Fentanilo durante casi 4 meses más, aquí en mi país. Estoy muy agradecido con todo el cuerpo médico.

Ya hoy, a un año de mi alta definitiva, puedo decir que pasé muchos malos momentos, recibí tratamiento psicológico, también agradecido con algunos doctores Bolivianos. Todos ellos fueron los gestores de devolverme la vida, a pesar de que al comienzo se presentaron errores médicos graves que llevaron al empeoramiento de mi situación.

Hoy ya me encuentro bien, a pesar del calvario por el que tuve que pasar, la doctora me garantizó que volvería a la normalidad. Estoy pleno, feliz y disfruto de cada segundo, de cada minuto, disfruto de mis hijos, por cierto, tengo mellizos, disfruto de la compañía de mi esposa, de mis padres, de mis hermanas y disfruto de mi pasión y placer, que es volar, yo soy piloto y en honor a la persona, el doctor que me devolvió la vida, bauticé a uno de los aviones con su nombre.

Finalmente, un año después de este tormento, agradezco a Dios y a la Virgen, haber podido superar este trance tan difícil de mi vida.

***

*El nombre del protagonista de esta historia fue cambiado por motivos de privacidad.

Un dolor Nada Musical

El día que me diagnosticaron Espondilitis Anquilosante, recuerdo que sentí una de esas sensaciones que uno sólo ve en terceros, quizá en las películas, una sensación de irrealidad en la cual estás escuchando de un profesional de la salud, que tienes una enfermedad dolorosa incurable.

Para quienes no están familiarizados con la enfermedad, se trata de una condición autoinmune, en la que tu sistema inmunológico cree que está defendiendo y protegiendo tu salud al tomar acciones de guerra contra un enemigo que aparentemente no existe, por lo tanto, quien sufre dicho ataque es tu propio cuerpo.

En resumidas cuentas, tu sistema de defensa no tiene idea de qué es bueno y qué no lo es, atacando a ojo ciego, cualquier supuesta amenaza.

En el caso particular de la Espondilitis Anquilosante, la enfermedad tiene un objetivo muy concreto: soldar la columna vertebral en un solo hueso, una idea loca que lleva a un proceso igualmente loco y doloroso.

Para recrear dicho objetivo, la orden es inflamar diferentes zonas del cuerpo para lograr poca movilidad y así poder efectuar el trabajo de mejor manera, pues si tú no te mueves a causa del dolor que produce la inflamación, es mucho más fácil hacer el trabajo de ingeniería que requiere soldar en una sola parte, un sistema tan monumental como lo es la columna vertebral.

La condición no es fácil de diagnosticar, la cantidad de médicos, especialistas, exámenes (incluido uno que le hacen a las vacas), fue incontable.

En ese periodo "limbo" en el que no sabía qué tenía, ni cómo solucionarlo, la manera de amortiguar el dolor fue tomando 12 pastillas diferentes cada 6 horas. Creo yo, que no hay que ir más allá del sentido común para saber que eso no puede conducir a nada positivo.

Cuando llegó el día del diagnóstico definitivo, mi rodilla derecha medía el doble de su diámetro, un dedo del pie estaba completamente negro, todas las articulaciones del cuerpo dolían con el mínimo movimiento, incluidas las costillas y la mandíbula, y había perdido la capacidad de caminar.

Mi vida dolía...

Dolía mucho...

Todo el tiempo...

El tratamiento a la enfermedad consistía en una inyección cada 30 días, en la cual anticuerpos de otros humanos y de algunos animales, ingresaban a mi organismo con el objetivo de desatar una guerra para neutralizar mis defensas inconscientes y locas de poder. El tratamiento era muy costoso, honestamente impagable. Lograr el subsidio de éste por parte del sistema de salud nacional, involucraba un proceso burocrático extenso y complejo, y yo seguía inflamándome.

Aparte del acompañamiento constante y el amor de mi familia, dos ángeles, en el sentido moderno de la palabra, fueron indispensables en este periodo de dolor y angustia:

Una mujer que fue referenciada por la doctora que mi diagnosticó, quien tocó a mi puerta diciendo que ella tenía varias dosis del medicamento y que quería regalármelas. Yo, aun no puedo creer que eso haya sido real. El otro ángel fue mi amada esposa Tefi, quien cargando en su panza a mi hija Martina, que ya venía en camino, estuvo ahí para ayudarme a vestir y a moverme, para ir a recoger el medicamento, para cuidar de mi cuando era yo quien debía cuidar de ella.

Mi amor y mi gratitud eternas para ti Tefita.

Al ponerme la primera dosis los efectos fueron casi inmediatos.

El medicamento funcionaba a la perfección, la rodilla volvió a su tamaño normal, el dedo salchicha volvió a su color normal, los dolores desaparecieron y pude volver a caminar.

La inyección me daba 20 días sin dolor, al día 21 regresaba el dolor y se agravaba hasta más o menos el día 30, dónde era inevitable la siguiente dosis. Mientras tanto, yo hacía tramites con el sistema de salud para tener el medicamento. El día que consumí la última dosis que esta increíble mujer dio a mi disposición, el sistema de salud aprobó mi solicitud para tenerlo de manera gratuita. ¡Urra!

Ahora les quiero contar, por qué fue que nunca fui, ni una sola vez, por el medicamento subsidiado.

El día que me enteré que iba a ser padre, mi vida cambió en todo sentido. Fueron tiempos de cambios potentes, poco antes de nuestro matrimonio, que nos enteramos que iríamos a compartir un nuevo ser. Era una revolución interna, potente y justificada.

"Tengo 7 meses...", pensé, "... para convertirme en el mejor ser humano posible."

La razón para ello es que yo ya había emprendido un camino intermitente en la espiritualidad y la ciencia detrás de la paz. Con la llegada de mi hija, ahora tenía una razón de peso para profundizar ese camino de manera constante y comprometida, pues mi vida ya no era solo mía, ahora la de Martina dependía también de la armonía en la vida de su padre.

Al haber dicho esas palabras, mi cuerpo estalló en una enfermedad sin precedentes en mi vida. Mi estómago por dos meses seguidos rechazó todo alimento, fiebre que iba y venía, dolor fuerte en la parte baja de la espalda, doctores confundidos, muchos exámenes y cientos de pastillas, en fin. Así empezó lo que desembocó en el diagnóstico ya descrito.

Volviendo al tratamiento, es claro que algo dentro de mí nunca estuvo de acuerdo con las inyecciones. Me parecía brutal el hecho de que tuviera que inyectarme soldados que iban a batallar con los míos propios. Una batalla en la cual mis defensas se afectarían y debería vivir con el cuidado de una persona con las mismas bajas. La simbología de una guerra interna. Me afectaba realmente no poder comprender cómo pude haber desarrollado y/o heredado un sistema interno tan inconsciente.

Gracias a este descontento, estuve investigando día y noche, cómo hacer para no tener que ponerme esa inyección nunca más.

Leí libros de alimentación, de meditación, cambié mi hábito nutricional, meditaba y

Hacía ejercicio en lo posible.

Lo leído y aprendido, lo practicaba.

¿Estas prácticas me curaron?, casi que con certeza puedo decir: no.

El día que nació Martina, unos 50 días después de mi última inyección, llevaba ya tiempo alargando las dosis, y para ese día 50, sentía molestias, pero nada dramático que justificara otra guerra interna. Me concentré en mi niña hermosa y sana, puse en segundo plano la enfermedad, y con la posibilidad de ir a recoger una dosis subsidiada por el gobierno colombiano, cosa que no vi necesaria, pasó el tiempo y hoy, 5 años después, nunca recogí el medicamento. Perdí la cuenta desde la última vez que me inyecté.

Si no fueron las prácticas y alimentación, ¿qué me curó?

Tengo algunas pistas que quisiera compartirles.

Con una condición así, uno empieza a buscar comunidad, gente que haya experimentado o que tenga tus mismos síntomas. Aprendí a mejorar mi alimentación gracias a la comunidad, pero sobre todo, siguiendo decenas de casos, puedo determinar que los episodios de cambios fuertes en la vida, como en mi caso, detonan en el cuerpo este tipo de condiciones ya latentes, lo que me lleva a la conclusión, que la raíz de toda condición física es emocional, y que el director de orquesta en todo lo que experimentamos en el cuerpo, son las emociones.

La buena alimentación ayuda, pero no es el elemento principal en la recuperación. La meditación y la práctica del silencio mental es definitivamente positivo. Al aquietar la mente, la experiencia de la paz se hace más presente, y esa emoción permeando todo el ser, sana. Si se está en paz, hasta el veneno más potente, nutre.

He sido testigo de periodos en los que modifico positiva-mente la alimentación y el cuerpo sigue igual, con molestias, e incluso más. Así que, si el abordaje de la meditación no mejora los síntomas. Entonces ¿qué funciona?

La sanación no depende de las prácticas, sino de la perspec-tiva que las alimentan. Creo que lo que me curó, fue el cambio en mi perspectiva.

Mi vida antes de la enfermedad, era una vida rígida en cuan-to a la manera de ver, desde la práctica, pues soy músico con ideología liberal que prácticamente hace lo que le viene en gana. Tengo la rigidez que se manifiesta en una vida que se ve desde la posición del que juzga y evangeliza, emite sus pen-samientos y maneras como la verdad, pero que poco escucha los de los otros, poco aprende, y no porque no haya quien le enseñe, pues enseña, sino porque no tiene la voluntad, la dis-posición, ni los oídos listos para aprender.

Ya después cambió mi disposición al aprendizaje. Mis ideas propias pasaron a un segundo plano, y empiezo a absorber lo que la vida tiene para mostrarme. Una de ellas, la enfermedad. Veo la enfermedad como un maestro.

También, el despertar del alumno interno podría llegar a mostrar que a rigidez se está manifestando no solo en la enfer-medad sino en el ámbito profesional y, sobre todo, en las rela-ciones humanas. Ya no sólo vería al maestro en la enfermedad, sino lo vería en todos lados.

Ahora la enfermedad de la rigidez no es necesaria, pues ya no favorece a el propósito, y por lo tanto desaparecen los sín-tomas.

Hagamos de cuenta que todo eso me pasó a mí.

Hagamos de cuenta que cambié mi perspectiva.

Hagamos de cuenta que eso fue lo que me sanó.

Hoy por hoy siento que cualquier síntoma incómodo, sea en el cuerpo o fuera de él, aparece como una señal de alerta, para comunicarme que estoy viendo algo con los oídos cerrados y la perspectiva errada.

Concluyo:

¿Fue la meditación? No.

¿Fue la alimentación? No.

¿Fue el medicamento? No. Está diseñado para los síntomas, pero no es una cura.

¿Fue el ejercicio? No.

¿Fue cambiar mi perspectiva? Quizás sí, y eso trajo beneficios que descansan en todo lo anterior.

Gracias a la humilde posición de alumno fue que pude ajustar mis prácticas para un mayor bienestar en pro de la paz, así que pude leer lo que la enfermedad quería decirme y poder flexibilizar mis maneras, mi cuerpo, mis relaciones y mi entorno. Y, por último, gracias al dolor sufrido, considero que soy el ser humano que con mi voluntad había deseado, 7 meses antes del nacimiento de mi hija, ser para mí y para ella, y claro que es así, porque esa fue mi voluntad, y toda voluntad se cumple.

*****

Sebastián Sero.

El dolor me quería sacar tarjeta roja

El 21 de abril de 1981 jugué quizás el partido más memorable de mi carrera, en el marco de la Copa Libertadores de América. Ese día marqué el gol más importante de mi vida futbolística y con él se marcaba un hito del fútbol colombiano, pues era la primera vez que un equipo de fútbol profesional de nuestro país, el Deportivo Cali, obtenía un triunfo como visitante en ese templo del fútbol, el Estadio Monumental de Nuñez, contra un encopetado River Plate, que para la época contaba con varias figuras de la Selección Argentina, que era la vigente campeona del mundo.

En el segundo tiempo logré una escapada en contragolpe y en solitario, eludí al arquero Fillol y convertí el gol del triunfo, hecho que se constituyó, debido a todos los elementos alrededor del mismo, en una victoria histórica para nuestro deporte.

Tres días más tarde debimos enfrentar a Rosario Central, en el también mítico estadio "Gigante de Arroyito" de la ciudad de Rosario. Ese equipo rival contaba con jugadores también de primer nivel, pero principalmente recios y gigantes defensores, que tenían la orden de neutralizar nuestra velocidad y peligrosidad.

Para ellos no se podía repetir la historia de tres días atrás. Y cumplieron. Recibí durante el juego, toda clase de faltas y entradas fuertes, hasta que llegó la definitiva: Uno de los marcadores de punta me golpeó con su rodilla en la parte baja de mi espalda y tuve que abandonar el campo a los 15 minutos del segundo tiempo.

A partir de ahí comenzó una larga pesadilla, que incluía dolores cada vez peores, incomodidad, que aumentaba con el tiempo. Ya mi actividad deportiva se hizo cada vez más complicada y con el pasar de los días, el dolor se convirtió en mi compañero permanente.

Se insertó desde entonces en mi vida un dolor de espalda agudo, iniciaron a hacer parte de mi rutina consultas médicas constantes que arrojaron, finalmente, como resultado un diagnóstico concluyente: Hernia Discal. Esta ocasiona uno de los dolores más fuertes que le pueden suceder a un ser humano. Aquella sensación de dolor era tan fuerte, que había momentos en los que no lograba ni pararme de la cama, ni siquiera ir al baño y si lo lograba, por mis propios medios, tenía que permanecer dentro del mismo un buen rato y debía agarrarme de las paredes para poder volver a la cama. El dolor es tan fuerte, pero tan fuerte, cuando se tiene este tipo de lesión, que lo inhabilita a uno totalmente y lo deja postrado en una cama, pues ya no se tiene la capacidad física ni de pararse por sí sólo. Es necesaria la ayuda de alguien que le asista a la persona para levantarse. No es posible por nuestros propios medios.

Este tipo de dolor le hace perder a uno toda la fuerza. No se puede ni mover de la cama y la molestia es tan extremadamente fuerte, que no le desearía a nadie que tuviera que pasar por una situación tan dramática como esta.

Estuve alejado de las canchas, fueron 7 meses de ausencia, pero siempre hay una esperanza. Gracias a la sapiencia del Dr Arnoldo Levy en la ciudad de Cali, quien me operó, logré recuperarme con mucho sacrificio, posteriormente me sometí a sesiones muy exigentes de fisioterapia en el Miami Chidren´s Hospital en los Estados Unidos. Allí me hicieron ejercicios con la mejor tecnología, con profesionales fantásticos y donde me estiraron hasta el alma, para lograr una recuperación definitiva.

Posterior a mi recuperación, ya en 1983, fui contratado por el América de Cali, equipo con el que triunfé, logramos obtener 4 títulos de liga, participaciones exitosas en Copas Libertadores y mucho reconocimiento a nivel mundial. Allí jugué hasta mi retiro en 1988.

Mi resumen y mensaje, es que siempre hay una esperanza. Siempre habrá un doctor, un medicamento, una terapia, un tratamiento, una ayuda profesional, hasta de índole psicológica o motivacional

El dolor es un enemigo, que cuando se vuelve nuestro compañero, siempre hay que tener en mente que un día, nos dejará tranquilos, siempre y cuando persistamos en buscar medios de recuperación.

Gracias a todos los doctores, científicos y gente que trabaja con dedicación para el alivio del dolor. Mis respetos y agradecimientos para con todos ellos.

Willington Ortiz.

Exfutbolista Profesional Colombiano

¡No más!

Fabíola Peixoto Minson

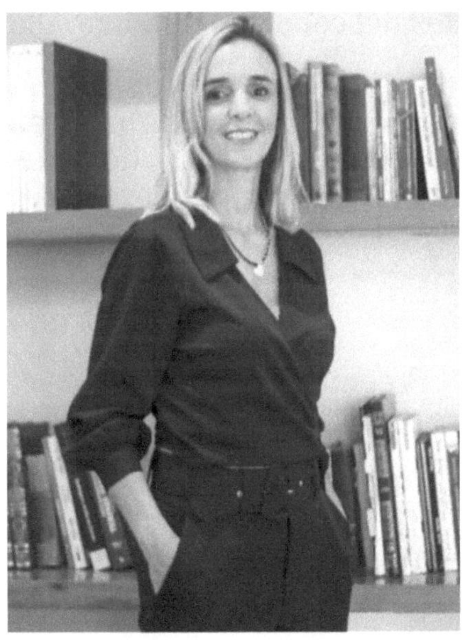

Nacida en Batatais, interior de São Paulo, Fabíola Peixoto Minson es hoy en día una referencia en el estudio del dolor en el Brasil y también en América Latina. Logra, como pocos, estar siempre a la par de los avances científicos, sin dejar de lado el tratamiento humanizado e individualizado en cada uno de sus pacientes.

Trabaja en São Paulo en el Hospital Albert Eins-tein, lugar de referencia en salud para todo el mundo, donde se ofrece el mejor tratamiento del dolor, que aprendió por los lugares por donde pasó.

Coordina los cursos de pos grado en dolor en las ciudades de São Paulo, Rio de Janeiro, Belo Horizonte y Curitiba, actividades en las que trabaja desde 2009, enseñando y multiplicando conocimiento en mas de 5000 alumnos de diferentes áreas de la salud, como medicina, fisioterapia, psicología, educación física, farmacia, veterinaria y odontología.

Fabiola se graduó de la Facultad de Medicina de Botucatu, en 1997 y cursó su residencia en anestesiología y, en seguida en el tratamiento del dolor. Debido a que dicha especialidad era aún nueva en el Brasil, la doctora buscó formación en el exterior, viajando al Reino Unido, los Estados Unidos y Australia.

Compartir lo que ella sabe es una de sus preocupaciones. Además fue directora de la Sociedad Brasileña para el Estudio del Dolor (entidad de la cual ya fue directora) de su país.

Decidió escribir este libro, con un lenguaje sencillo e historias reales, para ayudar al público no especializado a conocer más sobre el dolor crónico.

La versión en otros idiomas viene ahora para concretar un sueño más y ampliar los horizontes del conocimiento mas allá de su país de origen.

La doctora Fabíola es una de las mayores especialistas en dolor que yo conozco y sé cuánto su trabajo ha ayudado a mejorar la calidad de vida de las personas que padecen ese mal.

Ana María Braga

Presentadora de "Mais você"

Red Globo Brasil

***

Es un lindo día y te levantas con dolor. Sería normal, pues al final, "quien nunca sintió un dolorcito?", si no fuera por un 'pero': te quedas dormido, te despiertas y él continúa allí. Pasan las horas, los días, pasan las semanas, los meses y nada que ese condenado dolor desaparece. Por el contrario, a veces este decide empeorar un poquito más, pasarse hacia otra parte del cuerpo, aumentar aún más el ya insoportable sufrimiento.

Y, poco a poco, el sufrimiento que era sólo físico va ganando connotaciones todavía más sombrías. Se convierte en angustia, en miedo, en depresión y tantos otros sentimientos negativos que se suman formando un círculo vicioso que parece no tener fin.

La buena noticia que traemos en este libro es que sí hay solución para el dolor y que, aunque quien sufra con él suela relatar soledad, este es un problema mucho más común de lo que imaginamos. Se estima que de cada tres personas, por lo menos una tendrá, en algún momento de la vida la desagradable compañía del dolor crónico.

Entre tanto, como decía el poeta, si "El dolor es inevitable, el sufrimiento es opcional". En la páginas de este libro vas a conocer personas reales que sufrieron (y mucho) con el dolor crónico, pero que descubrieron el camino para librarse del problema.

Para cada uno de los tipos de dolor abordados, el recorrido se detalla paso a paso: primero los síntomas, después el diagnóstico y, finalmente, el tratamiento. Todo para que después de la lectura, se pueda decir en voz alta y firme:

"¡NO MÁS DOLOR!"

www.ingramcontent.com/pod-product-compliance
Lightning Source LLC
Chambersburg PA
CBHW061421160726
47995CB00003B/704